静脉输液治疗护理技术指导手册

JINGMAI SHUYE ZHILIAO
HULI JISHU
ZHIDAOSHOUCE

杨巧芳　刘延锦　主编

U0293314

河南科学技术出版社
·郑州·

图书在版编目（CIP）数据

静脉输液治疗护理技术指导手册/杨巧芳，刘延锦主编. —
郑州：河南科学技术出版社，2017.7（2018.6 重印）
ISBN 978 - 7 - 5349 - 8155 - 5

Ⅰ.①静⋯　Ⅱ.①杨⋯　②刘⋯　Ⅲ.①静脉注射–输
液疗法–护理–手册　Ⅳ.①R457.2 - 62　②R473.5 - 62

中国版本图书馆 CIP 数据核字（2017）第 148377 号

出版发行：河南科学技术出版社
　　　　　地址：郑州市经五路 66 号　　邮编：450002
　　　　　电话：（0371）65737028　65788613
　　　　　网址：www.hnstp.cn
策划编辑：李喜婷　范广红　赵振华
责任编辑：赵振华
责任校对：董静云
封面设计：张　伟
责任印制：张艳芳
印　　刷：郑州环发印务有限公司
经　　销：全国新华书店
幅面尺寸：170 mm×240 mm　　印张：15　　字数：293 千字
版　　次：2017 年 7 月第 1 版　　2018 年 6 月第 2 次印刷
定　　价：70.00 元

编写人员名单

主　编　杨巧芳　刘延锦
主　审　宋葆云
副主编　栗　英　程文兰　蒋秋焕　李秀霞
　　　　赵文利
编　委　（按姓氏笔画排序）
　　　　王　锟　王　静　王彦利　刘延锦
　　　　汤玉梅　阮　红　严明珠　苏　玲
　　　　李　雯　李秀霞　李爱敏　杨　芳
　　　　杨巧芳　杨巧菊　吴　娜　张　帅
　　　　陈云霞　陈凤侠　陈亚丽　岳美辰
　　　　郑美琼　赵文利　赵素红　赵燕利
　　　　栗　英　高艳玲　郭　礼　董　蕾
　　　　蒋秋焕　程文兰　傅　红
绘　图　岳美辰

序

　　随着护理学科的不断发展，静脉输液治疗也得以快速地发展。静脉输液治疗以其丰富的理论体系及较强的实践性而成为临床抢救患者、实施治疗方案的重要手段。静脉输液治疗是一门独立的高级临床实践学科，静脉输液治疗护理技术呈现专科化发展。在欧美，静脉输液治疗护理技术由经过资格认证的高级实践护师进行独立工作，并依据实证结果发布《静脉治疗护理指南》指导临床实践活动，极大地保障了患者的安全和护理人员的安全。2014年5月1日正式实施的我国护理领域第一个行业标准《静脉治疗护理技术操作规范》，使我国静脉输液治疗护理技术临床实施有了标准可依，为规范我国的静脉输液治疗、确保患者的治疗安全起到了积极的作用。

　　为了进一步落实标准，提高临床护理人员的静脉治疗护理水平，河南省护理学会静脉治疗专业委员会根据临床实际需要，编写了《静脉输液治疗护理技术指导手册》。本书凝结了现今一批从事静脉输液治疗临床实践和教学的资深医护人员及河南省护理学会静脉治疗专业委员会成立10年来的心血。《静脉输液治疗护理技术指导手册》以《静脉治疗护理技术操作规范》为标准，汇聚国内外静脉治疗新理论、新技术，结合临床研究成果及静脉输液治疗实践经验，具有较高的学术性和实用性，对临床静脉治疗护理技术的提高具有指导意义。

孙明明

2016 年 12 月

前 言

  自 1831 年实施有效静脉输液治疗以来，静脉输液治疗经历了近 200 年的发展，尤其 20 世纪 20 年代以来，静脉输液治疗护理理论体系不断完善，以护理学为基础，涵盖了解剖学、生理学、病理学、药理学、感染学、心理学、营养学、老年学、小儿学等理论知识体系。护理内涵不断延伸，以静脉输液治疗评估为基础、静脉通道建立技术为手段，应用新技术、新材料、新工具使静脉输液治疗护理技术得以不断提升。PICC 专职护士、静脉治疗专科护士的出现，推进了我国静脉输液治疗护理的专科化进程。静脉输液治疗护理技术已经以丰富的理论体系及较强的实践性而成为临床抢救患者、实施治疗方案的重要手段，在患者治疗和抢救中发挥着不可替代的作用。

  尽管静脉输液治疗的发展为患者提供了多种可选择的治疗通道，但是静脉输液治疗的分散调配、浅静脉通路应用刺激性或细胞毒性药物、导管感染、输液反应的产生等都威胁着患者的健康，甚至生命安全；安全输液工具的缺乏、自我保护意识欠缺、抗生素和化疗药物的分散配置等使护理人员处于高度风险之中。在我国，约 80% 的住院患者均需接受静脉治疗，静脉炎、静脉导管相关性感染等并发症严重威胁着患者的安全。而专科化、标准化的静脉输液治疗护理技术不仅可提高静脉输液治疗护理质量，减少并发症，减轻静脉治疗技术对患者的伤害，也可节约医疗资源，促进医学的发展。为提高静脉输液治疗的安全性、有效性，规范静脉输液治疗护理技术，落实我国第一个护理行业标准，实施静脉输液治疗的护理人员必须学习标准以明之，实践标准以用之，为患者提供高质量的静脉治疗护理服务。因此，《静脉输液治疗护理技术指导手册》编写团队以《静脉治疗护理技术操作规范》为标准，结合临床研究最新进展而编写本书。

  《静脉输液治疗护理技术指导手册》共十三章，内容涉及静脉输液治疗的基础知识及操作技能、临床实践风险及质量管理，以及相关实用工具等，采用理论与实践相结合的方法，图文并茂，汇聚当前国内外静脉输液治疗新理论和新技术，可作为静脉输液治疗临床实践指导用书，也可作为静脉治疗专科培训教材，还可作为在校医学、护理专业学生的参考读物。

  感谢在本书的编写过程中给予大力支持的河南省护理学会、河南省人民医院、郑州大学第一附属医院、河南省肿瘤医院、郑州大学护理学院等单位的相关专家，感谢为本书投入大量时间和精力的编者，以及临床从事静脉治疗的专家们为推广普及标准和提高河南省静脉输液治疗护理水平所做的不懈努力。因本书涉及内容广泛，编者均是工作之余撰写，受时间及其他因素所限，书中可能存在不足及缺憾，恳望各位读者谅解并不吝赐教。

杨巧芳

2016 年 12 月

目　录

第一章 绪 论

第一节 静脉输液治疗技术进展

一、静脉输液治疗技术发展史

静脉输液治疗是指将各种药物及血液（包括血液制品），通过静脉注入血液循环的治疗方法，是重要的临床治疗手段，尤其适用于病情危重及长期肠外营养的患者。据统计，目前临床有 80% 的住院患者接受静脉输液治疗，有资质的诊所也会为就诊患者实施静脉输液治疗，并且部分患者会选择家庭静脉输液治疗。

1628 年，英国医生哈维发现了血液循环，奠定了静脉输液治疗的理论基础。

1656 年，英国医生克里斯朵夫和罗伯特用羽毛管将药物注入狗的静脉内，为历史上首例将药物注入血液循环的医疗行为。

1662 年，德国医生约翰，首次将药物注入人体，但由于感染问题，患者未能被救活。

1831 年，苏格兰托马斯医生把煮沸后的食盐水注入霍乱患者的静脉，挽救了许多人的生命，托马斯医生被认为是第一位成功奠定静脉输液治疗模式的医生。

19 世纪后半叶，英国外科医生李斯特创立了无菌理论与方法，法国微生物学家巴斯德借助显微镜发现了微生物是引起感染的重要原因，佛洛伦斯发现致热原，从此静脉输液才有了安全的保证。

20 世纪 40 年代以后，由于第二次世界大战和朝鲜战争、越南战争的爆发，静脉输液技术迅速发展。中国护士开始实施静脉输液治疗，为患者建立静脉输液通路。20 世纪 60 年代是静脉治疗迅速发展的里程碑，有超过 200 种的静脉输注液体应用于临床，静脉输液给药的方式也开始呈现多样化。

二、静脉输液治疗工具进展

随着科学的发展，静脉输液原始器具（羽毛针管、动物膀胱等）逐渐被金属针头、橡胶管和玻璃容器取代。到 20 世纪，由于精细塑料技术的发展，静脉输液治疗装置和器具有了较大的进步，玻璃瓶被塑料容器替代，金属针头被套管针

1

取代，使输液变得更加舒适。

深静脉通路穿刺器具也随着科学的发展而被研发。1829 年德国医生 Forssman 将一条 4F 的导尿管放置到上腔静脉，成为历史上第一个使用经外周静脉置入中心静脉导管（peripherally inserted central catheter，PICC）的人。目前，临床使用的 PICC 导管分为单腔、双腔、三腔导管和耐高压功能导管。20 世纪 40～50 年代，经锁骨下静脉通路置入的中心静脉导管（central venous catheter，CVC）在临床使用。此后经过技术革新，导管的材质、长度、尖端设计、抗感染功能等被创新或发明。20 世纪 80 年代，植入式静脉输液港在临床使用，通过专用的蝶翼无损伤针完成每周的静脉输液治疗，可以终身留置。

静脉输液治疗速度调节装置由最初的重力驱动的旋钮调节，到如今的电子输液泵、微量注射泵、麻醉泵等，使输液速度得到了准确的控制。

静脉输液治疗微粒污染的预防也有了较大的发展，在输液器上均有过滤装置，过滤液体输入过程中的微粒、空气、内毒素、病毒，确保输液的安全。

总之，静脉输液治疗技术经过二百多年的发展，截至目前临床常用的静脉输液治疗通路分为浅静脉通路和中心静脉通路。其中，浅静脉通路有一次性静脉输液钢针、外周静脉留置针；中心静脉通路有 PICC、CVC、静脉输液港（PORT）通路。

第二节　静脉输液治疗实践范围

一、工作场所

（1）依法设立的具备输液治疗条件的医疗机构。

（2）静脉药物的配置和使用应在洁净的环境中完成。

二、工作内容

（1）评估治疗方案：评估输液目的、疗程、速度；评估药物的性质（pH、渗透压）等。

（2）评估患者情况：评估病程，患者年龄及性别、活动情况，患者的配合程度。

（3）穿刺工具选择：依据评估结果合理选择穿刺工具类型、穿刺导管材料及型号。

（4）穿刺部位评估：评估患者皮肤状况，静脉直径、弹性、长短、显现度，有无静脉瓣。

（5）正确使用输液工具：正确使用止血带、输液器、各种微量注射泵、输液泵、营养泵及监测设备；正确选用局部麻醉剂。

（6）静脉通道的维护及管理：掌握无菌技术及各种操作规范；掌握消毒剂的性能，采取规范的消毒方法；掌握正确的冲封管技术；明确各种通路的留置时间；执行感染预防与控制标准；监测、评估输液通道及穿刺局部情况。

（7）采用主动输液治疗理念：应用程序化的输液工作方法，确保静脉输液治疗效果，减少并发症；提高患者满意度；降低护士劳动强度；减少职业暴露等风险。

三、工作人员

（一）资质标准

（1）依据《中华人民共和国护士条例》获得护士资格的注册护士可从事基本输液治疗护理工作。

（2）执行PICC穿刺者，应为临床工作5年以上的主管护师，同时应经过PICC相关知识的培训并取得培训合格证书。

（3）专业静脉治疗护士应拥有输液治疗护理中必须具备的专业知识和技能，包括：

1）解剖学和生理学知识。

2）对血管及其他系统之间的关系和输液治疗的方案具有专业的知识与深入的了解。

3）参与制订正在实施的患者护理计划。

4）具有实施静脉输液治疗所必需的技能。

5）具有与静脉输液治疗相关的先进知识。

6）具有社会心理学方面的知识，包括对患者整体性、特殊性、社会关系，以及社会知识和经济来源的发展变化的敏感度。

7）能与医疗机构团体中其他成员互动与协作，并参与临床决策的制定过程。

（二）权限及职责

（1）依据医嘱，按照《静脉治疗护理技术操作规范》进行静脉输液治疗护理。

（2）对患者进行教育，与患者沟通交流静脉输液治疗的相关信息，包括静脉输液治疗方法选择、治疗中输液通路维护的注意事项、用药效果及不良反应等。

（3）运用护理程序于患者输液治疗的整个过程。

（4）正确使用输液治疗仪器、设备。

（5）正确、及时、准确地记录有关护理文书。

（6）监控治疗反应。监控并记录有关信息并报告主管医生和护理管理者。

（7）控制感染。严格执行无菌技术操作原则，预防与静脉输液治疗相关的并发症发生。

（8）进行质量控制。静脉输液治疗护士有责任改善与静脉输液治疗相关的服务质量，促进护理质量提高。应保留与静脉输液治疗相关的统计学数据，评估和更正静脉输液治疗护理操作中的不正确行为，所有与静脉输液治疗护理有关的制度和程序都应定期进行审阅和修改，并由相应的组织委员会批准。

（9）与其他医务人员相互合作，并参与临床与静脉输液治疗护理有关的决策过程。

（10）遵守所在地区医疗单位的规章制度。

（11）按规定完成继续教育学习计划，主动收集资料，开展护理科研，提高护理质量。

（12）护士不仅要做一名静脉输液治疗的穿刺专家，而且要做一名咨询专家，为公众提供咨询服务。

第三节　静脉输液治疗护理技术管理

一、静脉输液治疗护理技术分层管理

静脉输液治疗为临床常见的治疗手段，具有护理风险，为保障患者安全，实施静脉输液治疗技术分层管理。

（一）分层标准

依据 1984 年美国学者 Benner 提出的护士专业进阶模式，将护士分为 5 个层级。

N0 级护士：未取得护士执业注册证书的、新调入未在本院注册的护士；具备在 N1 级及以上护士指导下完成观察患者、收集数据、使用一次性静脉输液钢针进行静脉输液治疗的能力。

N1 级护士：已取得护士执业注册证书 1～3 年的护士；具备使用一次性静脉输液钢针或外周静脉留置针独立完成静脉输液治疗的能力。

N2 级护士：大专毕业已取得护士执业注册证书 3～6 年，本科毕业已取得护士执业注册证书 2～4 年，同时取得护师资格的护士；具备使用一次性静脉输液钢针或外周静脉留置针独立完成静脉输液治疗的能力，进行 PICC、CVC、PORT 维护的能力；并具备参与一般静脉输液治疗会诊、承担实习护生教学任务的能力。

N3 级护士：已取得护士执业注册证书 6～10 年，并取得主管护师资格的护士；能够独立进行 PICC、CVC、PORT 维护的能力，并进行 PICC 置管的能力；具备组织讨论疑难静脉输液病例的能力。

N4 级护士：注册护士，获正/副主任护师资格，或工作 10 年以上并取得国家级及以上专科护士资质证书的主管护师；同时具备下列能力：①直接提供临床静脉输液治疗的能力；②静脉输液治疗教育能力；③科研能力；④指导静脉输液治疗领域全面业务技术工作的能力。

（二）分层管理方法

（1）技术层级的立体性。为满足临床静脉穿刺的需要，每班次值班护士中须有 N2 级以上人员。

（2）高层级护士负责对低层级护士带教与指导。

（3）明确各层级的职责与权限。例如，护士对患者评估后认为需要建立 PICC 通道，需申请 N3 级护士协助评估确认后，由 N3 级护士建立 PICC 通道，N2 级护士配合。

（三）评估

各层级护士需对患者进行评估后选择合适的静脉输液治疗通道。

（1）静脉穿刺结果。

（2）静脉炎及药物渗出发生率。

（3）输液工具选择的合理性。

（4）患者对穿刺技术的满意度。

二、静脉输液治疗护理技术准入管理

静脉输液治疗护理技术是临床护理工作的重要部分，目前专科特点更加突出，因此对护理技术，尤其是临床常用的静脉输液治疗护理技术实施准入。

美国护理实践法案规定，从事静脉输液治疗的注册护士需具有 1 年静脉输液治疗经验或在过去连续两年中实施静脉治疗和护理 1 600 h。

（一）静脉治疗护理技术指标及难度

1. 技术指标

（1）通路选择。

（2）穿刺技术。

（3）维护技术。

（4）支持（附加设备）技术。

（5）风险管理。

2. 技术难度

（1）Ⅰ类技术：一次性静脉输液钢针穿刺（含穿刺前评估、穿刺部位选择和穿刺针选择）、冲管技术、封管技术。

（2）Ⅱ类技术：外周静脉留置针穿刺、穿刺部位护理、导管固定技术、导管撤出技术、附加设备的连接方法、控速装置的调节方法、其他装置的使用方法。

（3）Ⅲ类技术：PICC 置管技术、CVC 置管技术，PORT 植入配合，常见并发症的处理和药物管理。

（二）静脉治疗护理技术准入管理

1. 成立静脉治疗专业小组　在护理部领导下参与静脉护理质量管理改进、疑难病例讨论、院内外会诊和疑难病例查房等。

（1）制订计划，定期组织护理人员加强理论和技能培训。

（2）定期修订静脉输液操作规范，参与各种培训，培养专科护士。

（3）完善质量评价体系。结合静脉输液安全目标，在正确给药、高危药物使用、穿刺工具选择、管道维护和管理、感染控制和职业防护 6 个方面建立质量标准。

（4）制定各种静脉治疗技术操作流程及技术难易程度的评分标准，每季度进行考核。

2. 成立静脉治疗护理技术考核小组　在护理部领导下，制订静脉治疗护理技术准入考核方案、实施方案，每 2～3 年进行技术准入考核。

三、静脉治疗护理技术培训管理

（一）Ⅰ类护理技术

1. 理论培训内容

（1）解剖学、生理学及药理学相关知识。

（2）护理程序概述及实施步骤。

（3）静脉输液治疗的作用机制。

（4）静脉输液穿刺工具的种类及应用。

（5）护理记录的书写方法，如需记录穿刺部位、穿刺方式、输入药液、患者的反应、导管维护情况等。

2. 技能培训

（1）一次性静脉输液钢针穿刺评估、穿刺部位及血管选择方法。

（2）无菌技术操作方法。

3. 人文素质培训

（1）仪容仪表。

（2）沟通技巧。

4. 人员资质

（1）具有护士执业证书。

（2）完成静脉输液相关理论及技能培训。

（3）具有在临床护理教员指导下静脉治疗护理技术经验。

5. 能力要求

（1）正确实施一次性静脉输液钢针静脉输液治疗。

（2）完成留置导管的维护。

（3）掌握与患者沟通交流的技巧。

（二）Ⅱ类护理技术

1．理论培训

（1）老年人、小儿或特殊疾病患者静脉输液治疗的护理。

（2）静脉营养治疗及输血疗法的护理。

（3）静脉输液附加装置的作用机制、使用方法、故障排除方法等。

（4）感染管理理论及感染控制方法。

（5）护理记录的书写方法，如控速装置的设定，液体浓度、滴速等的记录。

2．技能培训

（1）外周静脉留置针穿刺、固定、撤出技术。

（2）静脉输液治疗附加装置的使用及故障排除方法。

（3）静脉营养治疗、输血的护理及特殊疾病患者静脉治疗的护理。

3．人文素质培训

（1）健康指导方法。

（2）护患纠纷防范策略。

4．人员资质

（1）高年资护士或护师。

（2）完成静脉治疗护理技术相关理论及技能培训。

（3）具有在临床护理教员指导下外周静脉留置针穿刺的成功经验。

5．能力要求

（1）掌握外周静脉留置针静脉治疗护理技术方法。

（2）能够根据需要正确选用静脉治疗附加装置。

（3）掌握静脉输液健康宣教的内容和方法。

（三）Ⅲ类护理技术

1．理论培训

（1）静脉治疗的进展，包括 PICC 置管技术、静脉导管管路维护新进展。

（2）静脉治疗护理质量的持续改进。

（3）静脉治疗相关并发症的识别、预防及处理。

（4）特殊药物的应用管理。

（5）临床护理科研方法。

（6）不良事件的护理记录方法。

2．技能培训

（1）PICC 置管技术及中心静脉导管置管的配合技术。

（2）相关并发症的处理方法。

3. 人文素质培训

（1）护理伦理。

（2）护理问题的沟通交流技巧。

4. 人员资质

（1）大专或本科学历。

（2）具有中级专业技术职称。

（3）具有专项技能培训证书。

5. 能力要求

（1）掌握 PICC 置管及中心静脉导管置管的配合技术。

（2）熟悉相关并发症的处理方法。

（3）参与静脉输液治疗的临床管理。

（4）了解静脉输液治疗领域新进展，促进静脉输液治疗护理质量的改进。

（5）提供健康咨询。

（6）与其他医务人员协作与互动。

（7）参与临床科研工作。

（8）培训方式上突出多样性，可采用理论授课、示范示教、模拟训练、临床实践、座谈讨论相结合的方式进行。

第二章 静脉输液治疗基础知识

第一节 皮肤组织结构

一、皮肤组织结构与功能

皮肤是人体的一个重要器官，在消化、呼吸、泌尿、生殖等系统器官与外界相通的孔裂处与黏膜相延续，占体重的15％，是人体的第一道防线（屏障），具有调节体温、减少环境对人体的影响、保证内环境和感觉（触摸、压力、温度、疼痛）稳定的作用。皮肤由表皮和真皮组成，借皮下组织与深部组织相连。皮肤内含毛发、汗腺和皮脂腺等附属器，还有血管、淋巴管和神经（图2-1）。

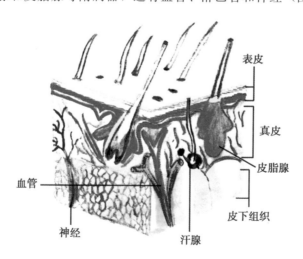

图2-1 皮肤结构

表皮为皮肤浅层，由角质化的复层扁平上皮组成，每28 d更新一次。有防止组织液外流和外界物质侵入的功能，长期暴露在日光下或摩擦及受压可使角质蛋白增厚，在静脉穿刺时会遇到较大的阻力；是穿刺前消毒的部位，穿刺时皮肤碎屑及细菌可能进入体内，引发皮下感染。

真皮为致密结缔组织，是表皮下较厚的一层，含有丰富的胶原纤维、弹性纤维、网状纤维、毛囊、腺体和各种结缔组织细胞，随着年龄的增加而变厚。有丰富的感觉神经末梢和小血管网，静脉穿刺时有疼痛感。

皮下组织是一层疏松结缔组织，个体差异大，含有胶原和弹性蛋白等弹性组织，以及血管、淋巴管、毛囊、神经末梢、脂肪细胞或脂肪组织。有与血液相同的防御细胞，具有贮存热量的作用。静脉输液的浅静脉位于该层，是渗出或坏死发生的部位。较厚的皮下组织可导致较难穿刺进入血管，一旦感染，扩散快，易出现蜂窝织炎，尤其是在皮下组织较松弛的情况下。

二、皮肤组织损伤与修复

任何静脉输液治疗均会对机体皮肤造成一定的损伤，皮肤具有修复与再生功能。

皮肤损伤后首先在局部形成炎症反应，创伤局部出现红肿、小血管扩张充血，机体防御细胞在伤口局部形成凝块，覆盖伤口加以保护；数日后，伤口边缘的整层皮肤及皮下组织向中心移动，伤口缩小；约从第三天开始，伤口底部长出肉芽组织，机化血凝块，填平伤口；随即肉芽组织内毛细血管大量增生，成纤维细胞增生，逐渐转化成瘢痕组织，伤口完成修复过程。影响皮肤损伤修复的因素主要有年龄、机体营养、基础疾病、感染与异物、局部的血液循环、神经等。

三、人体不同时期的皮肤组织特点

随着人体的发育、生长、成熟和衰老过程，皮肤也相应地发生一系列的变化，对静脉输液穿刺造成一定的影响。

新生儿及婴幼儿皮肤薄，皮下脂肪少。头皮皮脂腺数目多，分泌旺盛，容易导致细菌感染。采用头皮穿刺输液时，注意穿刺部位的清洁消毒，预防感染。

青春期皮肤表皮细胞分裂增快，真皮层增厚，皮下脂肪逐渐增多，皮肤弹性好。皮脂腺发育迅速，分泌旺盛，容易形成痤疮和感染。对该类人群静脉穿刺时，注意避免有痤疮及感染的部位，并做好清洁消毒。

成年期皮肤逐渐老化，皮肤干燥，皮下脂肪增厚，皮肤弹性降低。对该类人群进行静脉穿刺时，有滞针感、血管滑动不容易刺穿等，要适当绷紧皮肤后再行穿刺。

老年期皮肤发生退行性变，表皮干燥变薄，皮下组织中弹性纤维减少致弹性降低，皮肤松弛，对疼痛刺激敏感度下降。对该类人群进行穿刺时，因血管滑动、多侧支循环血管等，容易导致穿刺失败。

四、浅静脉输液渗漏与组织损伤

正常情况下,规范的浅静脉通路输液不会对机体皮下组织造成损伤,当输入含高渗性、细胞毒性药物等液体时,静脉血管内膜发生炎性改变,内皮细胞重新排列,导致通透性增加,液体渗漏到血管外,进入皮下组织,导致局部的炎性反应,发生组织水肿、变性,甚至坏死。发生渗漏后,不仅皮下组织受到伤害,在皮下组织内的动脉血管也有一定程度的损伤,动脉血管明显变细,局部组织营养缺乏,从而造成局部坏死或修复延缓(图2-2、图2-3)。

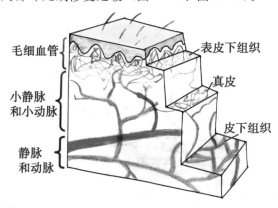

图2-2　渗漏前皮下组织模拟图

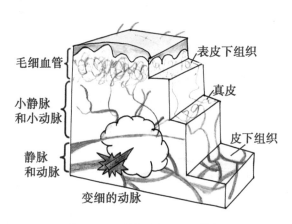

图2-3　渗漏后皮下组织模拟图

第二节　神经与静脉输液治疗

人类活动由神经系统支配，当机体的感受器感觉到环境的变化时，信息被传送到大脑，大脑根据传入的信息及已经掌握的其他信息进行综合分析，然后做出反应，以控制机体的活动。

一、神经结构与功能

神经元是神经系统的结构和功能单位，神经元分为胞体和突起两部分，突起分为树突和轴突，轴突外包神经胶质细胞组成神经纤维，形成髓鞘（图2－4）。神经元是神经代谢和营养的中心，神经纤维接受刺激，产生活动。

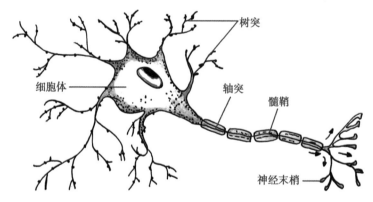

图2－4　神经元

二、与静脉输液治疗相关的神经

与静脉输液治疗相关的神经有迷走神经、臂丛、正中神经、尺神经、桡神经和腓总神经。

迷走神经可因为疼痛、恐惧、精神紧张等因素诱发兴奋，可引起出汗、脉搏细速、血压下降、面色苍白等。

臂丛由于位于锁骨中点后方，位置表浅，在行锁骨下静脉穿刺时容易受损伤（图2－5）。

正中神经穿行在肘窝上部，进行贵要静脉穿刺时会损伤该神经，在前臂下段因神经分布密集，穿刺痛感明显（图2－6）。

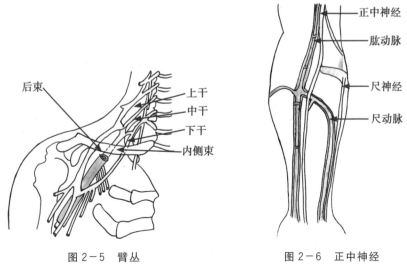

图2-5 臂丛

图2-6 正中神经

桡神经和尺神经在手背上形成了一个没有神经分布的三角区，静脉穿刺时可减轻疼痛感（图2-7）。

腓总神经绕腓骨颈处位置表浅，下肢静脉输液的小儿夹板固定时易压迫局部造成腓总神经损伤（图2-8）。

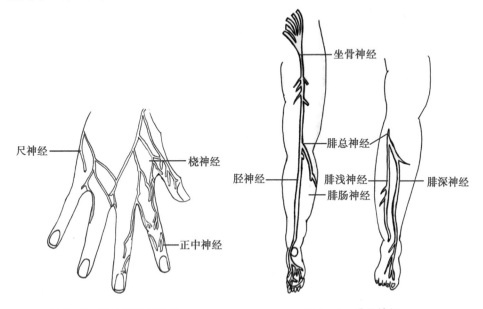

图2-7 桡神经和尺神经

图2-8 腓总神经

三、神经损伤与预防

1. 神经损伤的表现

受损神经支配部位的肢体出现麻木、无力、刺痛感，甚至功能障碍（图 2-9）。

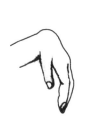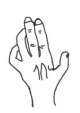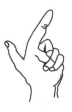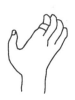

图 2-9　桡神经损伤后临床症状

2. 神经损伤的预防

（1）熟悉上肢静脉穿刺常用静脉与其毗邻神经的解剖关系。

（2）合理选择穿刺部位，运用静脉穿刺技巧，提高穿刺成功率。

（3）静脉穿刺后协助患者取舒适的卧位。

第三节　胸腔与静脉输液治疗

中心静脉导管置入部位的选择、导管尖端位置的确定都需要借助胸廓的边界和体表的骨性标志进行判断。

一、胸廓的骨性标志

胸骨是位于胸前壁正中的扁骨，从上而下可分为胸骨柄、胸骨体、剑突三部分。胸骨柄与胸骨体连接处形成微向前突出的角，称为胸骨角，其侧方与第二肋软骨相连，是计数肋的重要标志。

肋共有 12 对，由肋骨和肋软骨组成，中心静脉导管尖端位于上腔静脉内，体表位于第三、第四肋间隙。

锁骨在第一肋骨前方与胸骨相连，且锁骨与第一肋骨交叉成剪刀状，锁骨向后活动时可挤压锁骨下静脉，影响输液速度。经过锁骨下静脉且脆性较大的中心静脉导管可被挤压造成断裂，形成夹闭综合征。

二、胸膜、胸膜腔与静脉输液治疗

胸膜是分别覆盖在左、右肺表面，胸壁内表面及膈上面的浆膜。两侧壁层胸膜均起于锁骨内侧 1/3 上方 2.5 cm 处的胸膜顶，进行锁骨下静脉穿刺或颈内静脉穿刺时容易损伤胸膜，导致气胸。

胸膜的脏、壁层在肺根处互相延续，成为两个负压腔。在进行中心静脉穿刺、中心静脉导管输液、更换输液管道、拔出中心静脉导管时，容易进入气体形成气体栓塞。

第四节　静脉血管与静脉输液治疗

一、静脉血管解剖及生理

静脉血管根据其解剖层次由内向外分别为内膜、中膜、外膜（图 2 - 10）。静脉血管受压可以闭合，以此特点可以在超声或影像中与动脉血管进行鉴别。

内膜由内皮细胞和基膜组成，内膜可随年龄的增长而变脆。内皮细胞分泌肝素及前列腺素，使血液在血管内流动而不凝固。内皮细胞层损坏或异物侵入可使该层产生炎症反应。内膜是导致静脉炎的关键部位，静脉内膜的破坏可以是机械性、化学性、细菌性的。

中膜是静脉的中层，由弹性纤维、平滑肌、神经组成，维持静脉血管壁的张力，有收缩和舒张功能，调节血流量。

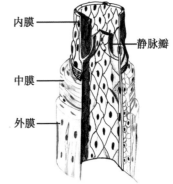

图 2 - 10　静脉血管壁结构

外膜是静脉壁最外的一层，是静脉的主要组成部分，由弹性纤维、平滑肌及疏松组织组成，可支持和保护静脉血管，内含血管，提供静脉自身营养。

静脉瓣是由静脉内膜的内皮细胞形成的半月形结构，成对出现，是静脉走行处的一个隆起，也可发生在静脉分叉处，主要可防止血液逆流或改变血流方向。头颈部和胸部静脉多数没有静脉瓣，四肢血管静脉有较多的静脉瓣，尤其是下肢，因此，不建议在下肢静脉置管。

二、静脉穿刺层次

静脉穿刺经过的层次基本相同，即表皮、真皮、皮下组织和静脉壁。

三、静脉输液治疗与静脉损伤

(一) 引起血管内膜损伤的因素

静脉输液治疗对静脉的三层结构均有损伤,尤其对内膜的损伤较大。静脉输液治疗时,静脉内皮细胞层受损或异物入侵常诱发炎性反应,导致静脉炎或血栓形成。在静脉输液治疗中,下列因子与静脉内膜损伤有关。

(1) 机械刺激因子:在同一静脉上反复穿刺;迅速插入导管或粗暴送管;静脉留置导管型号大于静脉内腔45%;留置导管邻近关节屈曲区域,没有妥善固定和支持,以致导管尖端移位;导管尖端对静脉内膜的直接损伤;快速输液引起静脉内膜压力骤增,引起内膜受损。

(2) 微生物因子:在静脉穿刺时,微生物入侵引起静脉内膜的炎性反应。

(3) 药物因子:静脉输入特殊的药物(如强刺激性的抗肿瘤药物)、pH<5.0 或>9.0 的溶液、渗透压>600 mOsm/L 的药物均可引起静脉内膜损伤。

(二) 影响穿刺的静脉解剖因素

静脉的三层结构中,内膜和中膜对静脉穿刺的结果影响较大。

(1) 静脉穿刺通过中膜时有突破感,能看到回血,此时送管可能会出现送管困难,应压低穿刺角度再进针 0.2 cm 后送管。

(2) 静脉内膜和中膜硬化引起血管弹性下降和脆性增大,穿刺时静脉容易滚动,穿刺困难。

(3) 静脉管壁平滑肌可以保持较长时间收缩或紧张状态,且平滑肌收缩时静脉管腔可以缩小 2/3,从而影响静脉的充盈度,导致穿刺失败。在静脉穿刺时,扎止血带时间过长使静脉过度膨胀,引起静脉挛缩而导致静脉血管充盈差,因此,静脉输液时止血带的绑扎时间应小于 2 min。

(4) 静脉穿刺处皮肤富含神经,因而静脉穿刺时引起疼痛明显,婴幼儿、儿童因难以忍受疼痛而摆动肢体,易导致穿刺失败。因此,静脉穿刺前应妥善固定肢体。

四、静脉血管分类

(1) 大静脉:管径大于 9 mm,伴随动脉的、具有解剖学名的静脉。

(2) 中静脉:管径 2~9 mm,除大静脉外,具有解剖学名的静脉。

(3) 小静脉:管径在 200 μm 以上,内皮外有一层较完整的平滑肌的静脉。

(4) 微静脉:管腔不规则,管径在 50~200 μm,内皮外有或无平滑肌纤维的静脉。

(5) 毛细血管:管径 6~8 μm,仅有内皮和基膜,无平滑肌纤维的静脉,分为连续毛细血管 (60~70 nm)、有孔毛细血管 (60~80 nm)、血窦 (40 μm)。

第五节　药物 pH 值与渗透压

一、药物 pH 值

　　静脉输液中药物与液体的 pH 值是引起静脉炎的一个重要因素。过酸或过碱均可导致酸碱平衡失调，影响上皮下层吸收水分，血管壁通透性增加，局部红肿，血液循环障碍，组织缺血缺氧，干扰血管内膜的正常代谢及正常功能，从而发生静脉炎。

　　血液 pH 值为 7.35～7.45，溶液 pH<7.0 为酸性，<4.1 为强酸性，>9.0 为强碱性。pH 值超过正常范围的药物均会损伤血管内膜。pH 为 6.0～8.0，对血管内膜刺激减小；pH<4.1，在无充分血流情况下，静脉内膜组织发生明显改变；pH>8.0，致静脉内膜粗糙，容易形成血栓。

二、药物渗透压

　　血浆渗透压为 280～310 mOsm/L。渗透压<280 mOsm/L 为低渗溶液，如 0.45% 氯化钠溶液。渗透压 280～310 mOsm/L 为等渗溶液，如 0.9% 氯化钠溶液、5% 葡萄糖盐水。渗透压>310 mOsm/L 为高渗溶液，如 10% 葡萄糖溶液。当外周静脉输入高渗液体时，由于液体的高渗，导致血浆渗透压升高，使组织渗透压也升高，血管内皮细胞脱水，发生萎缩和坏死，产生无菌性炎症；同时引起局部血小板凝集，形成血栓并释放前列腺素 E，静脉壁通透性增强，中膜出现血细胞浸润的炎症改变，释放组胺，使静脉收缩、变硬而引起静脉炎。药物渗透性越高，对静脉刺激性越大，根据渗透压对血管损伤的危险性可分为：

　　(1) 高度危险：渗透压>600 mOsm/L。

　　(2) 中度危险：渗透压 400～600 mOsm/L。

　　(3) 低度危险：渗透压<400 mOsm/L。

　　研究证明渗透压>600 mOsm/L 的药物可在 24 h 内造成化学性静脉炎。高渗环境下，细胞发生脱水，而在低渗环境下，细胞则发生肿胀，甚至破裂。

第六节 微粒与静脉输液治疗

一、微粒的危害

（一）微粒的概念

微粒也称为不溶性颗粒，是指在输液过程中进入人体内的非代谢性的颗粒。一般直径 $1\sim25~\mu m$。直径 $50~\mu m$ 以上的颗粒肉眼可以看到。

（二）微粒的种类

微粒的种类有橡胶微粒、塑料微粒、玻璃碎屑微粒、结晶微粒、纤维素微粒、毛絮微粒、尘埃微粒、炭黑微粒、脂肪栓微粒、不溶性微粒。

（三）微粒的危害

近期影响：输液反应及输液后的红疹、瘙痒、肿胀；静脉炎、局部感染等。

远期影响：堵塞毛细血管（直径只有 $6\sim8~\mu m$），在肺部形成肉芽肿；心、脑梗死；动脉硬化等。

二、微粒的产生途径

（一）生产过程中产生

生产过程中产生的微粒主要为炭黑微粒，是由于工艺有限造成的。

（二）临床操作时产生

临床操作时产生的微粒主要为橡胶、塑料、结晶、纤维素和尘埃微粒。橡胶塞穿刺 3 次，$5\sim10~\mu m$ 微粒增加 27 倍。

（三）添加药物时产生

添加药物时产生的微粒主要是结晶和不溶性微粒，是由于药物之间相互作用、粉剂溶解不完全、溶媒改变、pH 变化而产生。添加药物的顺序不同，产生的微粒数量也不同。

（四）环境产生

环境产生的微粒主要是纤维素、尘埃和细菌微粒。流动的空气中含有大量微粒。

（五）药液放置时间和存储条件不当时产生

药液放置时间和存储条件不当时产生的微粒主要是结晶微粒。温度、湿度、光强的变化均影响微粒的形成。例如，低温状态下甘露醇呈结晶状。

（六）切割安瓿时产生

切割安瓿时产生的微粒主要是玻璃碎屑微粒。研究证明，严格条件下切割安瓶仍产生近一万个玻璃碎屑。

三、微粒的预防

（1）依据微粒产生的原因，采取针对性的预防（表2-1）。

表2-1　液体常见异物评估标准

可见情况	原因	预防方法
橡胶塞和塑料薄膜	瓶塞质量和加药方式，在加药时带入	应用侧孔针或成75°角刺入；先回抽后再推注，满足要求情况下用最细的针
药物颗粒、药液混浊	溶媒过少、药物相互作用	严格遵照药物说明或医嘱配药
白色或黑色絮状物	液体变质、污染	使用前严格检查，采取上下晃动、对照光线呈Z字形检查
泡沫	起泡性药物和加药方式	加药时针头斜面应浸于液面之下，缓慢推注

（2）严格按照无菌操作规范进行操作。

（3）控制环境，减少环境污染。

（4）严格检查液体质量：按直立—倒立—平视三步，自上而下呈Z字形顺序横视。时间不少于10 s。

（5）药物现配现用，避免存放过久。

（6）使用精密输液器或终端滤器。

四、可见微粒处理

（1）坦诚告知患者微粒的种类和产生的不可避免性，取得患者的谅解。

（2）患者仍有疑虑时，停止并更换液体。

第七节　静脉输液治疗速度

一、液体的计算

（一）液体计量单位

（1）计量单位：毫升（mL）、升（L）、克（g）、毫克（mg）、微克（μg）。

（2）单位换算：1 L＝1 000 mL；1 g＝1 000 mg；1 mg＝1 000 μg。

（二）静脉输液速度的计算方法

（1）已知输液总量及计划输液时间，求每小时液体输入量。

每小时输入毫升数（mL/h）＝输液总量（mL）÷计划输液时数（h）。

（2）已知输液总量及每小时液体输入量，求输液时间。

输液时间（h）＝输液总量（mL）÷每小时输入毫升数（mL/h）。

（3）已知输液总量及计划输液时间，求每分钟输入量及输入滴数。

每分钟输入量（mL/min）＝输液总量（mL）÷［输液时间（h）×60（min/h）］。

每分钟输入滴数（滴/min）＝每分钟输入量（mL）×每毫升相当滴数。

（一次性输液管 1 mL 约 20 滴，乳胶玻璃莫非氏滴管 1 mL 约 15 滴，或根据输液器厂家提供的每毫升所含的滴数。）

（4）已知输液总量及每分钟输入滴数，求所需输入时间。

输液时间（h）＝输液总量（mL）×每毫升相当滴数÷每分钟滴数÷60（min/h）。

（5）应用静脉输液量简单计算法。

1）已知每小时输入量，计算每分钟滴数。

每小时输入量÷4＝每分钟滴数。

2）已知每分钟滴数，计算每小时输入量。

每分钟滴数×4＝每小时输入量。

例如，以 15 滴为 1 mL，运用以常数 4 乘、除的方法进行快速换算，得出每分钟滴数或每小时输入量。

（三）特殊药物的计算方法

在急危重患者抢救治疗过程中，治疗上常需要精确地每分钟输入一定量的某种药物，如临床上常用的血管活性药物：硝酸甘油、硝普钠、利多卡因、多巴胺、多巴酚丁胺、肾上腺素、异丙肾上腺素等。

1. 公式计算法

（1）已知每小时输入毫升数（mL/h），求每分钟每千克输入微克数，即［μg/（kg·min）］。

每分钟每千克输入微克数＝（每小时输入毫升数×每毫升所含药物微克数）÷（kg×60）。

（2）已知每分钟每千克输入微克数，即［μg/（kg·min）］，求每小时输入毫升数（mL/h）。

每小时输入毫升数＝［μg/（kg·min）］×（kg×60）÷每毫升所含药物微克数。

2. 简单计算法

（1）多巴胺及多巴酚丁胺计算法。

运用常数 3×患者体重＝毫克（mg），算出的毫克数加生理盐水或 5％葡萄糖至 50 mL，得出每毫升每千克体重含 1 μg 多巴胺或多巴酚丁胺。

（2）硝酸甘油、硝普钠、立其丁计算法。

运用常数 0.3×患者体重＝毫克（mg），算出的毫克数加生理盐水或 5% 葡萄糖至 50 mL，得出每毫升每千克体重含 0.1 μg 硝酸甘油（或硝普钠、立其丁）。

二、特殊疾病静脉输液治疗速度原则

（一）新生儿静脉输液治疗速度原则

一般新生儿静脉输液的速度控制在 4～6 滴/min 是安全的。个别新生儿病情危重，要随时通过静脉给药而需 24 h 持续输液，其输液速度可控制在 2～3 滴/min。

（二）先天性心脏病术后静脉输液治疗速度原则

先天性心脏病患儿术后多有心排出量低，尿量减少。因此，必要时需要进行利尿治疗。第 1 个 24 h 补液量应根据胸液及尿量补充，量出为入。24 h 后每天 50～70 mL/kg（包括口服）。使用利尿剂时，应将其加入注射器内以 1～2 mL/h 的速度用微量注射泵输入，以免引起血容量不足。输液过程中监测中心静脉压，并根据中心静脉压的结果进行补液，定时检查电解质及血气分析，根据检查结果调整输入液体。

（三）心力衰竭患者静脉输液治疗速度原则

心功能不全患者需严格控制静脉输入液体量，非抢救情况下，每天不超过 250 mL，输入速度应为 20～40 滴/min，最好用输液泵或微量注射泵，以控制输液量及输液速度。

（四）烧伤患者静脉输液治疗速度原则

烧伤患者的静脉输液治疗重点是快速补液，以迅速恢复有效循环血量，保证患者平稳地度过休克期。静脉补液量计算可参考下列公式进行：伤后第一个 24 h，胶体和电解质液量＝烧伤面积（Ⅱ、Ⅲ度）×体重（kg）×1.5 mL（儿童 1.8 mL、婴儿 2.0 mL），另加基础需水量 2 000 mL（儿童 70～100 mL/kg、婴儿 100～150 mL/kg）。例如，某患者体重 60 kg，Ⅱ度烧伤面积 50%，第一天应补液量为：胶、晶体液＝50×60×1.5＝4 500（mL），加基础水分 2 000 mL，共 6 500 mL。第二个 24 h，胶体与电解质溶液一般为第一个 24 h 的半量。基础需水量不变。对烧伤面积较大或血压降低者，需快速补充血容量，建立有效的周围或中心静脉通路。如患者肾功能正常，尿量是判断血容量是否充足的简便而可靠的指标，所以大面积烧伤患者补液时应常规留置导尿管进行观察。成人尿量要维持在 30 mL/h，有血红蛋白尿时要维持在 50 mL/h 以上。但儿童、老年、心血管疾患和吸入性烧伤患者，输液要适当限量。

（五）休克患者静脉输液治疗速度原则

在为休克患者进行静脉输液治疗时，可依据中心静脉压的测定结果，以最快的速度输入静脉液体。在输入高渗盐水（渗透压 2 400 mOsm/L）时保证 250 mL 高渗盐水在 5～10 min 均匀滴入，使高渗盐水发挥它的升压作用。同时注意，尽量避免使用浅静脉，否则容易发生渗漏，损伤局部组织。

第八节　血流与血流动力学监测

一、血流与血流力

（一）血流动力学

血液循环是一个闭合的系统，在此系统内血液作为一种流体，在心脏、胸腔等负压力的推动下循环流动。血液循环除受循环泵出的血量影响外，还受其他一些因素的影响和制约，如流动物质的特性及数量、系统内部的压力、对压力的阻力、流动的速度、流动的类型、系统适应变化的能力等。

（二）血液的黏性

黏性与组成物分子间的摩擦有关，血液的黏性也与血液成分如血细胞数、血浆蛋白和血液流速、血管直径有关。血液的黏性与血细胞之间的摩擦力成正比，与血液流速、血管直径成反比。水在 20.2 ℃的黏度系数为 0.01 泊（Poise），血液的黏度系数为水的 3～4 倍。

（三）血流方式

血液在血管内流动的方式有层流和湍流。层流状态下，血流在血管轴心处流速最快，越靠近血管壁，流速越慢。在流速快、血管口径大、血液黏度低时，容易产生湍流。静脉输液时，导管在血管的位置影响血流，造成回流障碍，可导致血栓形成。

（四）血流力

血液流动对血管壁的作用力为：流体的剪切应力，即流动的血液顺血流方向作用于血管腔 VEC 单位面积上的切向摩擦力；脉动血流使血管壁产生的周向应变和血管壁内外压力差所致的透壁压力。血液流速的改变会导致压力的改变，引起血管内皮细胞的形态变化，调节细胞间的通透性。

二、血流动力学监测

血流动力学监测目前已广泛应用于重症监护病房（ICU）、急诊室及手术室，成为危重患者抢救所必备的方法之一。一般来说，血流动力学监测分无创性监测和创伤性监测两大类。创伤性血流动力学监测是指经体表插入各种导管或探头到心腔或血管腔内，直接测定心血管功能参数的监测方法。

血流动力学监测通常分为动脉压监测、中心静脉压监测、肺动脉压监测等，本节主要介绍中心静脉压的监测。

中心静脉压（CVP）是指血液流经右心房及上、下腔静脉胸腔段的压力。它反映全身静脉的回心血量。在该部位测定的压力称为中心静脉压，是心脏射血能力及静脉回心血量的综合反映，是评价危重症患者血流动力学的重要指标之一。

（一）监测意义及价值

中心静脉压正常值：成人为 $5\sim12\ cmH_2O$。监测中心静脉压具有一定的临床应用价值。评价中心静脉压高低的意义，应当从血容量、心功能及血管状态三方面考虑。当血容量不足而心功能不全时，中心静脉压可正常，故需结合临床综合判断。

中心静脉压监测及处理原则如表 2-2 所示。临床上常依据中心静脉压的高低采取不同的处理方式。

表 2-2　中心静脉压监测及处理原则

中心静脉压	血压	意义	处理原则
小于 $5\ cmH_2O$	低	血容量不足	扩容
小于 $5\ cmH_2O$	正常	血容量不足，心脏代偿功能好	扩容
大于 $12\ cmH_2O$	偏低	心功能不全	强心
大于 $12\ cmH_2O$	正常	血容量过多或血容量正常，血管收缩强烈	适当选用血管扩张剂（α-肾上腺素受体阻滞剂）
大于 $12\ cmH_2O$	高	水钠潴留（尿毒症、醛固酮增多症）或血管收缩强烈（如嗜铬细胞瘤）	控制输血、输液或选用α-肾上腺素受体阻滞剂

（二）监测方法

1. 简易测压

（1）装置：利用三通接头连接好测压装置，三通接头的前端与中心静脉导管相连，尾端连接测压管，并将测压管垂直固定在有刻度的标尺上，三通接头的另一端与连接好液体的输液器相连，不测压时可作输液用。

（2）零点调节：将测压管刻度上的"0"调到右心房水平处（平卧时腋中线第四肋间），或用水平仪标定右心房水平在测压管上的读数，该读数就是零点。

（3）测压：

1）转动三通，使输液管与测压管相通，液面在测压管内上升，液面要高于患者实际的 CVP 值，同时不能从上端管口流出。

2）调节三通，关闭输液通路，使测压管与静脉导管相通，测压管内液面下降，当液面不再下降时读数为 CVP 值。

3）调节三通，关闭测压管，开放输液通路或连接生理盐水冲管。

（4）注意事项：确定管道通畅（回抽血好，液面随呼吸上下波动）；保持管道通畅，定时冲管，每天更换测压管道。

2. 多功能监护仪连接压力监测套件

（1）装置：将一次性换能器套件连接生理盐水，排净管道内气体后，将压力传感器一端连接监护仪配套缆线，另一端连接中心静脉导管。

（2）零点调节：关闭换能器三通患者端，开放大气端。按监护仪上调零钮，仪器自动调定零点。监护仪显示"0"，表示调零结束。

（3）测压：关闭换能器大气端，开放患者端。监测仪屏幕连续显示 CVP 曲线变化和 CVP 值。

（4）注意事项：保持管路通畅，定时冲管。

（三）适应证

（1）急性循环衰竭患者，测定中心静脉压借以鉴别是否血容量不足，或心功能不全。

（2）需要大量补液、输血时，借以监测血容量的动态变化，防止发生循环负荷超重的危险。

（3）拟行大手术的危重患者，借以监测血容量维持在最适当水平，更好耐受手术。

（4）血压正常而伴少尿或无尿时，借以鉴别少尿为肾前性因素（脱水），或为肾性因素（肾衰竭）。

（四）注意事项

（1）测压管"0"点必须与右心房中部在同一水平处，体位变动时应重新调整两者位置。

（2）导管应保持通畅，否则会影响测压结果。

（3）导管留置一般不超过 5 d，过久易发生静脉炎或感染。

第九节　体液平衡

一、体液及体液总量

（一）体液总量

人体内的水以液体状态存在，故称为体液。构成人体的各种物质中，数量最多的是水。成人体内的体液约占体重的 60%，成年男性的体液占体重的 55%～60%，成年女性体液占体重的 45%～55%，学龄儿童体液占体重的 65%，婴儿体液占体重的 70%，新生儿体液占体重的 80%。

（二）体液的分布

（1）第一空间：细胞内液是细胞进行生命活动的基质。占体液总量的2/3，约占体重的40％。

（2）第二空间：细胞外液是细胞进行生命活动的周围环境。占体液总量的1/3，约占体重的20％。包括组织液、血浆。

（3）第三空间：主要指胸腔、腹腔、关节腔和消化道中的液体，以及尿液、脑脊液、眼房水等。

（三）体液量的测定

体液量＝分布容积＝（注入量－排出量）÷该物质的体液浓度

二、体液的溶质及其转运

（一）第一空间和第二空间

空间溶质种类大致相同，但各溶质的浓度不同。特别是钠、钾等电解质的浓度，在两个体液空间中差异很大。

（二）体液溶质的转运

溶质从一个空间进入另一个空间称为溶质的转运。

（1）被动转运：细胞内液和细胞外液中的某种溶质，如果在细胞内、外液中的浓度不同，而它又能够通过细胞膜，这种溶质就会从浓度高的一侧逐渐转移到浓度低的一侧，使其在细胞内液和细胞外液中的浓度趋于相同。这种顺浓度梯度的溶质转移称被动转运。被动转运不需要消耗能量。

（2）主动转运：当溶质的转运依赖于代谢过程中放出的能量而逆浓度梯度或逆电位梯度进行时，这种转运便是主动转运。也就是说，溶质从浓度低的空间转运到浓度高的空间，同时消耗能量。

三、水的转移和渗透压

水在两个相邻体液空间的转移取决于两种力量：两个空间的静水压和渗透压。

（1）静水压：各体液空间都是有限的，假如某一空间体液的容量增加，其压力就会相应增高。在相邻的两个体液空间，若其溶质的成分和浓度完全相同，但压力不同，水必然从压力高的空间向压力低的空间转移。这种促使水转移的压力叫作静水压。人体细胞内液和组织液的静水压是相同的，但血管内的静水压高于组织液的静水压。

（2）渗透压：在两个相邻的体液空间中，若两个体液空间的静水压相等，而体液中的溶质浓度不同，则溶质浓度低的体液空间中的水会向溶质浓度高的体液空间转移，这种水的转移称为渗透。

（3）体液溶质和临床常用溶液的浓度单位有摩尔浓度、渗透浓度、重量浓度、百分浓度和当量浓度。渗透压是一个综合性参数。血浆渗透压测定可反映机体水和电解质的代谢情况。在维持机体内环境稳定方面，体液的渗透压与体液的pH、电解质浓度一样，具有十分重要的生理意义。血浆渗透压对了解细胞内外水的渗透情况、估计体液容量、输液治疗等方面，都有重要参考价值。尿渗透压是肾功能的重要指标之一。

（4）溶液的渗透压除了与单位溶剂中溶质的颗粒数有关外，还与溶液温度有关，温度越高则渗透压越高。

四、等张溶液与等渗溶液

将红细胞置于一种与红细胞内的有效渗透压相同的溶液中，若红细胞的容积不变，则这种溶液叫等张溶液。正常血浆渗透压与红细胞内的渗透压相同，因而血浆为等张溶液，有效渗透压与血浆有效渗透压相同的溶液称为等张溶液。等张溶液必然是等渗的，但等渗溶液不一定是等张的。

（一）细胞内液和细胞外液的水分布

细胞内液和细胞外液的水分布主要取决于细胞内液和细胞外液的渗透压。因为水能自由地通过细胞膜，所以水能从渗透压低的一侧渗透到渗透压高的一侧，细胞内液和细胞外液的渗透浓度相等时，体液处于渗透平衡状态。

（二）血浆和组织液之间的水交换

各种溶质和气体通过血浆和组织之间的毛细血管壁不断地进行扩散，从而为细胞提供营养物质和从细胞排出废物。组织液是细胞的直接外环境。血浆中的蛋白质浓度远高于组织液，故血浆蛋白质的有效渗透压能吸引组织液的水分到血管内。

五、水平衡

正常情况下，水的摄入量与排泄量处于平衡状态。机体水的来源是饮水，食物中的水，糖、脂肪、蛋白质在体内氧化产生的水。机体水排出的途径包括尿、粪便、皮肤蒸发、呼吸道蒸发。维持水和电解质平衡最重要的器官是肾，肾功能不全的患者，如对水、食盐、钾的摄入量不适当限制，就会出现水肿、心力衰竭和高钾血症。

人体内的水含量是比较恒定的。在生理情况下，水的摄入和排出基本平衡。维持水内环境稳定的机制是神经体液机制。人体水平衡紊乱分为两种基本类型：水过少和水过多。水过少临床上称为脱水，是由于水丢失引起的；水过多称为溢水，是水入量超过机体的排水能力引起的。

（一）脱水

1. 脱水的病因

（1）水摄入不足或不能摄入水：脑血管疾病、脑炎等所致意识障碍；术后、老年患者所出现的过度衰弱状态；严重口腔炎、咽喉炎、食管疾病及恶心、呕吐；脑肿瘤、脑外伤等所致口渴等中枢功能障碍；术后等情况下的不适当输液。

（2）排出量增加（水丢失过多）：肾性丢失；经胃肠道丢失；大出血；经皮肤丢失；体液滞留于第三空间（腹膜炎、胰腺炎、肠梗阻，胸水、腹水，烧伤、骨折、挤压综合征等）。

2. 脱水的分类

临床上，通常根据脱水时血清钠浓度的高低将脱水分为三个类型：等张性脱水、低张性脱水和高张性脱水。

（1）等张性脱水：即等渗性脱水，是指脱水时患者血清钠浓度正常因而血浆渗透压正常的脱水症。水、钠同时丢失，且丢失比例相同。血清钠浓度在 $130\sim150\ mmol/L$，常见于腹泻、呕吐、胃肠引流、肠瘘等引起的脱水。

（2）低张性脱水：即低渗性脱水，是指脱水时患者血清钠浓度低于正常，而血浆渗透压低于正常的脱水症。失钠多于失水，血清钠浓度在 $130\ mmol/L$ 以下。常见于各种原因引起的脱水后只补充水分所致。

（3）高张性脱水：即高渗性脱水，是指脱水时患者血清钠浓度高于正常，而血浆渗透压高于正常的脱水症。此型脱水症失水大于失钠，血清钠浓度在 $150\ mmol/L$ 以上。常见于呕吐和腹泻伴高热者、严重腹泻未补充水分者、大量使用甘露醇等高渗性利尿药者。

3. 脱水的诊断

脱水的诊断应根据病史、临床表现和实验室检查所见综合判定。

（二）水过多

水入量超过水的排出量，体液容量过剩，特别是细胞外液容量过剩，称为水过多。这时，由于组织液容量增加，可能出现水肿。

1. 局限性水肿

当血浆中的水通过毛细血管壁渗透到组织中的量增多，或通过毛细血管壁回流到血浆中的量减少时，都会发生局部水肿。

2. 全身性水肿

由于水过多引起。分为等渗性水肿、高渗性水肿和低渗性水肿。

（1）等渗性水肿：体内出现与血浆渗透压的渗透浓度相等的氯化钠溶液的正平衡。潴留于体内的 Na^+ 和 Cl^-，几乎全部在细胞外液。因此，细胞外液容量扩张，但细胞外液的渗透压无变化，不发生细胞内、外水的转移。

1）病因：心功能不全、肾病综合征、失代偿性肝硬化、醛固酮增多症、激素治疗、盐皮质激素增多症和严重营养不良。

2）临床表现：除原发病的表现外，还有周围性水肿和体重增加，常伴有胸、腹腔积液。血清钠浓度正常。但因细胞外液容量扩张，血液稀释，故血细胞比容和血红蛋白浓度降低。

3）治疗：限制水和盐的摄入，尽量避免不必要的静脉输液；适当使用利尿剂，如呋塞米、氢氯噻嗪等；治疗原发病。

（2）高渗性水肿：体内出现高于血浆渗透压的氯化钠溶液的正平衡。

1）病因：多发于纠正低钠血症过量或过快输入等张或高张氯化钠溶液者。

2）临床表现：突发且重者可发生脑桥中心性脱髓鞘病，表现为情绪不稳定、痉挛、震颤、谵妄、精神错乱、意识障碍等精神神经症状；可出现四肢弛缓性麻痹、假性延髓型麻痹、眼球震颤、瞳孔改变等神经系统体征；也可出现周围性水肿，但一般并不显著。血清钠浓度升高。

3）治疗：一旦发生脑桥中心性脱髓鞘病，其死亡率很高。所以，关键是预防。

（3）低渗性水肿：水潴留多于钠潴留，体内出现水的正平衡。因潴留的水主要存在于细胞外液，所以血清钠降低，血浆渗透压也降低。

1）病因：心功能不全、肾病综合征、失代偿性肝硬化、恶性肿瘤（特别是晚期恶性肿瘤）、严重营养不良等。

2）临床表现：除原发病的表现外，主要表现为周围性水肿，常伴有胸、腹腔积液，体重增加。因为细胞外液容量扩张，血液被稀释，所以血清钠降低，血细胞比容和血红蛋白也降低。常有明显的低钠血症，血钠显著降低者，可出现乏力、头晕、嗜睡、记忆力减退、食欲减退、恶心、呕吐等低钠血症的非特异性症状，严重者也可出现神经精神症状。

3）治疗：①限制食盐和水的摄入量。②不要补液。③不可因为血钠偏低而补充氯化钠。④心功能不全、肾病综合征所致的全身性水肿，如果应用白蛋白不可能出现利尿作用，应禁用白蛋白。⑤严重的全身性水肿，治疗过程中要每天测量体重。

第十节　静脉输液治疗制剂

临床所用的静脉输液治疗制剂种类甚多，常用的静脉输液治疗制剂分为电解质输液制剂、营养输液制剂、血浆增量剂。

一、电解质输液制剂

晶体液即电解质溶液。在电解质输液制剂中，常常加入一定浓度的葡萄糖或果糖等糖质。加入葡萄糖等糖质的目的，一是保证制剂有一定的渗透压，二是提供一定的热能。

（一）按渗透压高低分类

电解质输液制剂按渗透压高低又分为等渗电解质输液制剂、低渗电解质输液制剂和高渗电解质输液制剂。

1. 等渗电解质输液制剂

等渗电解质输液制剂简称等渗液，因其电解质浓度与细胞外液相似，又称类细胞外液或细胞外液类似液，也称平衡盐液。临床应用的等渗液有生理盐水、林格液，以及含有葡萄糖的生理盐水和含有葡萄糖的林格液等。

生理盐水是输液治疗的基本制剂。生理盐水是沿用过去的名称，指该制剂的渗透压与血浆渗透压相同。

等渗电解质溶液主要用于补充细胞外液容量。临床上，需要补充细胞外液容量的情况主要有两种：一种是体液丢失所致的细胞外液容量不足，严重者出现低血容量休克；另一种是体液滞留于第三体液空间所致的细胞外液容量不足。

2. 低渗电解质输液制剂

低渗电解质溶液简称低渗。溶液中电解质浓度低于血浆电解质浓度的溶液称为低渗液。临床上，低渗液主要用于脱水而需要输液的患者。这类溶液通常为复方电解质溶液，其种类繁多。

3. 高渗电解质输液制剂

高渗电解质溶液简称高渗。高渗液常用于大面积烧伤、低渗性脱水症、低钠血症和失血性休克。临床上常用的高渗电解质输液制剂有3%氯化钠溶液、10%氯化钠溶液和主要用于烧伤患者的高渗乳酸盐输液制剂等。

（二）按成分分类

电解质输液制剂按成分又分为单一电解质输液制剂和复合电解质输液制剂。

1. 单一电解质输液制剂

（1）钠输液制剂：生理盐水、3%氯化钠溶液、5%氯化钠溶液等。

（2）钾输液制剂：10%氯化钾溶液、15%氯化钾溶液等。这些钾溶液绝不可直接注入静脉，必须加在葡萄糖溶液或生理盐水等电解质溶液中，以适当的速度和浓度输入。

（3）钙输液制剂：10%葡萄糖酸钙、5%～10%氯化钙等。

（4）磷输液制剂：复合磷酸氢钾注射液，为水合磷酸氢二钾和磷酸二氢钾的水溶液。

（5）镁制剂：10%硫酸镁、25%硫酸镁等。

（6）碱制剂：4%碳酸氢钠、5%碳酸氢钠等。

2.复合电解质输液制剂

（1）等渗电解质输液制剂：乳酸钠林格液、林格液等。

（2）低渗电解质输液制剂：1/2生理盐水、1/4生理盐水等。

（3）高渗电解质输液制剂：3％氯化钠溶液、5％氯化钠溶液等。

二、营养输液制剂

营养输液制剂包括糖质输液制剂、脂肪输液制剂、氨基酸输液制剂和全静脉营养输液制剂。

（一）糖质输液制剂

1.葡萄糖输液制剂

葡萄糖在体内氧化后生成二氧化碳和水，并提供热能。主要用于供给热能和水分。临床常用的葡萄糖输液制剂有5％葡萄糖溶液、10％葡萄糖溶液等。

2.果糖输液制剂

在葡萄糖以外的其他糖质中，以果糖输液制剂最常用。临床应用的果糖制剂有5％果糖溶液和10％果糖溶液等。

（二）脂肪输液制剂

脂肪输液制剂即脂肪乳制剂或脂肪乳注射剂，主要有10％脂肪乳剂、20％脂肪乳剂和30％脂肪乳剂。

脂肪乳不可与电解质溶液混合输入，以防破坏脂肪乳剂的乳化条件而形成大的脂肪滴。长期使用应注意肝功能，每周查血常规、血凝、血沉等。

（三）氨基酸输液制剂

氨基酸是合成蛋白质的原料。主要用途是提供蛋白质的构成成分，维持营养不良患者的正氮平衡，多用于消化吸收障碍患者和手术患者。氨基酸输液制剂主要分为3种类型：平衡型氨基酸输液制剂、疾病适用型氨基酸输液制剂和小儿用氨基酸输液制剂。氨基酸制剂种类繁多，应根据患者情况选择不同的氨基酸制剂。一般来说，制剂中所含的氨基酸种类和数量与人体氨基酸的需要接近者为优。

（四）全静脉营养输液制剂

目前，临床应用的全静脉营养输液的商品制剂比较少，各医疗单位可根据患者的具体情况自行配制全静脉营养输液制剂。将人体必需的营养素按一定比例配制成水溶液即为全静脉营养液。在全静脉营养液中，各种营养素的用量应根据患者的体重、年龄和病情的轻重进行调整。

（1）水：每日2 000～3 000 mL。

（2）热量：病情较重的患者，特别是脱水或血容量不足的患者，开始实施全静脉营养时，应给予较低的热量，成人可按每日800～1 000 kcal（cal为非法定计量单位，1 cal＝4.186 J）给予。血容量不足完全纠正后，可增加热卡的输入量，成人可按每日 1 500～2 000 kcal 计算。

（3）氨基酸：氨基酸作为蛋白质的合成原料应用，在热量供应中不宜将之计算在内。若应用人血白蛋白，应减少氨基酸的用量。一般用量为：开始液每日 30～40 g，维持液每日 60～80 g。

（4）电解质：适量。

（5）维生素：包括水溶性维生素和脂溶性维生素，适量。

（6）微量元素：适量。

三、血浆增量剂

血浆增量剂主要指胶体输液制剂，也称为血浆代用品，用于大量失血、大面积烧伤、手术等所致的血容量不足和低血容量性休克，以补充循环血量。临床应用的血浆增量剂主要有右旋糖酐、琥珀酰明胶、中分子羟乙基淀粉等。

（一）右旋糖酐

右旋糖酐根据其相对分子质量的大小分为右旋糖酐 10、右旋糖酐 40 和右旋糖酐 70 三种。右旋糖酐除具有提高血浆的胶体渗透压、扩充血容量和维持血压作用外，还有使已凝集的红细胞和血小板解聚、降低血液黏滞性和改善微循环的作用。此外，还有一定的渗透性利尿作用。相对分子质量越小者，其降低血液黏稠度和改善微循环的作用越强，渗透性利尿作用也越大。

（二）琥珀酰明胶

临床应用的琥珀酰明胶制剂，为 4％琥珀酰明胶，由牛胶原水解和琥珀酰化制成。又称佳乐施，亦名血安定。用于各种原因所致的低血容量和低血容量休克，以增加血浆胶体渗透压，改善微循环。琥珀酰明胶也有渗透性利尿作用。

（三）羟乙基淀粉

羟乙基淀粉有低分子羟乙基淀粉和中分子羟乙基淀粉。低分子羟乙基淀粉又称为淀粉代血浆，也称 706 代血浆。商品制剂为 6％羟乙基淀粉注射液，亦为血容量扩充剂。

中分子羟乙基淀粉由天然玉米支链淀粉，经酸水解、羟乙基化而成。临床应用的制剂是 6％中分子羟乙基淀粉等。

（四）白蛋白

白蛋白是从健康人的血浆中提纯而得的，故又称人血白蛋白。临床应用的白蛋白有 5％、10％、20％、25％等多种剂型。白蛋白主要作为血浆容量扩充剂使用，也可用于补充体内白蛋白的不足。临床上主要用于失血、创伤、烧伤等所致的休克或严重低蛋白血症，也常用于肝硬化腹水的治疗。

第三章　静脉输液治疗评估

静脉输液前均应对患者一般情况、血管情况、治疗方案、穿刺方法及穿刺工具等进行评估，依据评估结果制订输液方案，选择合适的静脉治疗通路。

第一节　患者评估

一、患者一般情况评估

评估患者病史：包括诊断、病情、目前情况、危险因素、年龄、过敏史、输液史、药物治疗史、手术史、深静脉穿刺史等。

二、不同年龄患者病情特点及心理评估

（1）新生儿：病情变化快、对药物敏感，不配合。

（2）儿童：病情变化快、主诉不清；活泼、爱动、自制力差、注意力容易转移；害怕医生、护士，不配合；对家属依赖性强；社会支持力度大。

（3）青少年：有自主意识和判断力，反应快，对新生事物好奇；疾病特点接近成人；对医疗的恐惧未完全消除，能够较好地配合；社会支持力度大。

（4）中年人：独立性强、思维稳定；对疾病认识不足，患病后心理压力大，急于治愈，配合欠佳；社会支持力度尚可。

（5）老年人：多种疾病并存、发展慢、恢复慢；反应迟钝、感觉迟钝；思维固执，孤独感强，对新生事物接受差，对疾病敏感，配合或不配合；社会支持力度大或没有。

三、脱水程度评估

机体的脱水程度影响静脉穿刺成功率和并发症发生率。重度脱水情况下，外周静脉血管穿刺难度增大，宜选择中心静脉穿刺。在静脉穿刺前，应进行脱水程度的评估。脱水的程度分类见表3－1。

表 3－1　脱水的程度分类

脱水程度		轻度	中度	重度
体液丢失量占体重（%）		0～4	4～8	8～12
临床表现				
一般症状	口渴	轻或无	有	显著
	皮肤弹性	有	减弱	微弱或无
	皮肤、黏膜	干燥	很干燥	极干燥
	尿量	减少	明显减少	少尿或无尿
循环系统症状	脉搏	正常	可增快	快而弱
	血压	正常	直立性低血压	明显下降
	静脉萎陷	无	有	显著
神经精神症状	意识状态	精神差	精神差、可有嗜睡	嗜睡、烦躁或昏迷
	痉挛或抽搐	无	无	常有

第二节　静脉血管评估

一、静脉血管分类

静脉根据管径的大小分为大静脉、中静脉、小静脉和微静脉。静脉管壁结构的变异比动脉大，甚至一条静脉的各段也常有较大的差别。静脉血管大致也可分内膜、中膜和外膜三层，但三层膜常无明显的界线。静脉壁的平滑肌和弹性组织不及动脉丰富，结缔组织成分较多。

（1）大静脉：管径在 10 mm 以上，上腔静脉、下腔静脉、无名静脉、颈静脉等都属于大静脉。管壁内膜较薄，中膜很不发达，为几层排列疏松的环形平滑肌，有时甚至没有平滑肌。外膜则较厚，结缔组织内常有较多的纵行平滑肌束。

（2）中静脉：管径在 2～9 mm，除大静脉外，内膜薄，内弹性膜不发达或不明显。中膜比其相伴行的中动脉薄得多，环形平滑肌分布稀疏。外膜一般比中膜厚，没有外弹性膜，由结缔组织组成，有的中静脉外膜可有纵行平滑肌束。

（3）小静脉：管径达 200 μm 以上，内皮下有一层较完整的平滑肌。较大的小静脉的中膜有一至数层平滑肌。

（4）微静脉：管径在 50～200 μm，内皮外的平滑肌或有或无，外膜薄。紧接毛细血管的微静脉称毛细血管后微静脉，其管壁结构与毛细血管相似，但管径略大、内皮细胞间的间隙较大，故通透性较大，也有物质交换功能。淋巴组织和淋巴器官内的后微静脉还具有特殊的结构和功能。

二、静脉血管评估分级标准

1.0级

（1）部位：前臂、下肢、手背部、足背部。

（2）充盈程度：静脉血管明显凸起于皮肤表面。

（3）固定程度：固定。

（4）触摸：能触摸到静脉。

（5）静脉弹性：柔软有弹性，其张力较大。

（6）静脉直径：外观直径大于 3 mm。

（7）静脉长度：外观长度大于 2 cm。

（8）静脉颜色：外观皮肤色或青色。

2.Ⅰ级

（1）部位：前臂、下肢、手和足背部。

（2）充盈程度：静脉血管略凸起于皮肤。

（3）固定程度：滑动的中静脉。

（4）触摸：能触摸到静脉。

（5）静脉弹性：血管无变硬，略有弹性，有一定张力。

（6）静脉直径：外观直径 2～3 mm。

（7）静脉长度：外观长度 1.5～2 cm。

（8）静脉颜色：外观青色。

3.Ⅱ级

（1）部位：前臂、下肢、手部、足部、指间、关节处。

（2）充盈程度：静脉血管不充盈。

（3）固定程度：滑动的小静脉。

（4）触摸：能隐约触摸到静脉。

（5）静脉弹性：部分血管变硬。

（6）静脉直径：外观直径 1.5～2 mm。

（7）静脉长度：外观长度 1～1.5 cm。

（8）静脉颜色：外观青色。

4.Ⅲ级

（1）部位：肢体及其他部位。

（2）充盈程度：静脉血管塌陷，压力下可看到模糊静脉走向。

（3）固定程度：滑动。

（4）触摸：触摸不清静脉。

（5）静脉弹性：血管变硬无弹性。

（6）静脉直径：外观直径小于 1 mm。

（7）静脉长度：外观长度 0.5 cm 或以上。

（8）静脉颜色：外观青色，有多次穿刺瘢痕。

5. Ⅳ级

（1）部位：肢体及其他部位。

（2）充盈程度：绷紧皮肤静脉消失，不充盈。

（3）固定程度：紧贴皮下滑动。

（4）触摸：触摸不清静脉。

（5）静脉弹性：血管变硬无弹性。

（6）静脉直径：外观直径小于 1 mm。

（7）静脉长度：外观长度 0.5 cm 或以上。

（8）静脉颜色：外观微红色或紫红色。

三、不同患者浅静脉血管评估

（1）消瘦患者：皮下脂肪少，血管位置浅，暴露充分，血管壁脆，易滑动，皮肤松弛。

（2）肥胖患者：皮下脂肪丰满，血管通常不隆出皮肤，血管较固定。

（3）水肿患者：组织间隙积聚过多的液体，表浅静脉不易看到或触到。

（4）化疗患者：静脉硬化、萎缩，造成手背静脉破坏。

（5）慢性肝、肾功能衰竭患者：血管脆性大，凝血机制差；有不同程度的水肿。

（6）创伤、失血性休克患者：静脉及毛细血管收缩，血液淤滞，黏滞度高，通透性增大，外周血管萎陷、扁平、弹性差，呈条索状，浅静脉消失。

（7）小儿静脉：静脉细小脆弱，静脉壁薄。头皮静脉固定，暴露明显，但穿刺后不易固定；四肢静脉不直观、不易触及，液体渗出不容易辨别（因其皮下组织厚）；静脉炎少见；穿刺回血慢。

四、不同分级血管穿刺工具选择

在满足治疗需要的情况下，尽量选择较细、较短的导管。

（1）0 级：20～24 G 安全型、普通型静脉留置针；6～12 号一次性静脉输液钢针。

（2）Ⅰ级：22～24 G 安全型、普通型静脉留置针；6～9 号一次性静脉输液钢针。

（3）Ⅱ级：24 G 安全型静脉留置针；6～7 号一次性静脉输液钢针。

（4）Ⅲ级：4～6 号一次性静脉输液钢针。

（5）Ⅳ级：4～5.5 号一次性静脉输液钢针。

五、不同分级血管穿刺要点

（1）0 级和Ⅰ级：30°～40°角快速穿刺，见回血后压低角度至 0°～5°沿血管方向继续进针 0.2～1 cm，缓慢放开输液调节器后固定，以需要的速度输入。

（2）Ⅱ级：20°～30°角穿刺，见回血继续进针 0.2～0.5 cm，缓慢放开输液调节器后固定，以需要的速度输入。

（3）Ⅲ级：10°～20°角穿刺，见回血继续进针 0.1 cm，缓慢放开输液调节器后固定，以 50 mL/h 的初速度输入。

（4）Ⅳ级：5°～10°角穿刺，见回血停止进针，缓慢放开输液调节器后固定，以 50 mL/h 的初速度输入。

第三节 治疗方案评估

评估输液目的、疗程、速度、溶液性质。

一、输液目的

根据患者静脉输液目的选择合适的穿刺工具。对于常规治疗，一般采用一次性静脉输液钢针或外周静脉留置针进行输液；化疗、营养药物一般选用经外周静脉置入中心静脉导管（PICC）通路或静脉输液港；以抢救为目的的应选用中心静脉导管（CVC）通路输液，以满足病情需要。

二、输液疗程

静脉输液治疗疗程不同，选择的静脉输液通路不同。一般情况下，临时性的、非刺激性的、单次的药物治疗，可选择一次性静脉输液钢针；疗程在 3～6 d 的、非刺激性的药物治疗，可选择外周静脉留置针；疗程在 7～14 d 的、抢救治疗的，可选择 CVC 通路；疗程在 1 个月以上的，可选择 PICC 或静脉输液港通路。

三、输液速度

静脉输液的速度与药物疗效、静脉输液并发症的发生密切相关。通常情况下，老年人、儿童、心脏病患者，以及刺激性的药物输注速度应慢，而脱水患者、抢救患者，以及抗生素、特殊要求的药物输注速度应快。同时，对于危重患者，其静脉输注的速度应依据中心静脉压进行调节。

四、溶液性质

常用液体的 pH 值和渗透压见表 3－2。

表 3－2　常用液体的 pH 值和渗透压

药物	pH 值	渗透压（mOsm/L）
0.45％氯化钠	4.5～7.0	154
0.9％氯化钠	4.5～7.0	308
5％葡萄糖	3.0～6.5	252
10％葡萄糖	3.0～6.5	505
5％葡萄糖氯化钠	3.2～6.5	252
复方氯化钠	4.5～7.5	305
20％甘露醇	4.5～6.5	1 098
复方氨基酸	5～5.4	200～300
脂肪乳	6.0～8.5	600～800
5％碳酸氢钠	7.5～8.5	1 192
低分子右旋糖酐	5.2～6.5	2 000

第四节　穿刺方法评估

一、一次性静脉输液钢针穿刺方法

（1）前后持针穿刺法：右手拇指和示指持针柄的前后，其优点是利用杠杆的原理，活动度大，操作灵活，可以大角度穿刺；缺点是固定不牢，且容易刺穿血管。

（2）上下持针穿刺法：右手拇指和示指持针柄的上下，其优点是固定牢靠，不容易穿透血管；缺点是活动度小，不能大角度穿刺，成功率相对于前后持针法低（图 3－1）。

（3）负压穿刺法：在穿刺时反折输液管，增大输液管和血管之间的压力差，或用 5 mL 注射器连接一次性静脉输液钢针软管，边穿刺边抽回血，利用负压原理增加回血速度，提高穿刺成功率（图 3－2）。

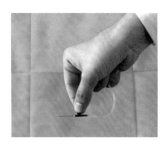 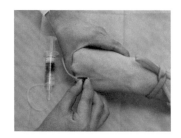

图 3-1　上下持针法　　　　　　　　图 3-2　负压穿刺法

（4）逆向穿刺法：穿刺方向由近心端向远心端，逆血液回流方向穿刺，主要应用于弯曲、短小血管。主要利用远端血管的充盈度较近心端好的原理（图3-3）。

（5）直刺血管法：针头直接从体表静脉血管上方快速刺入表皮、真皮、皮下组织、静脉外膜—中膜—内膜进入血管。优点是穿刺轻微疼痛，回血快。缺点是技术要求高，力度把握欠佳时容易刺破血管（图3-4）。

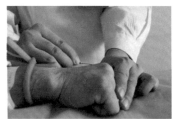 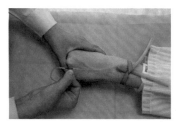

图 3-3　逆向穿刺法　　　　　　　　图 3-4　直刺血管法

（6）间接穿刺法：针头从体表静脉血管旁刺入表皮、真皮和皮下组织，再沿血管方向寻找静脉血管。优点是技术要求一般，不易刺破血管。缺点是穿刺较疼痛，滑动的血管不易成功（图3-5）。

二、针刺角度评估

（1）静脉穿刺角度一般以 20°为宜（图 3-6）。

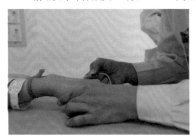 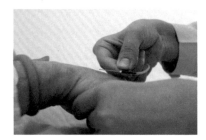

图 3-5　间接穿刺法　　　　　　　　图 3-6　20°角穿刺

（2）对于细小静脉则可用 5°～10°角进行穿刺（图 3-7）。

（3）对于直径 3 mm 以上的血管则可以大角度 35°～40°角以约 0.38 s，甚至 60°角以约 0.42 s 的速度进行穿刺，可提高一次穿刺成功率（图 3－8）。

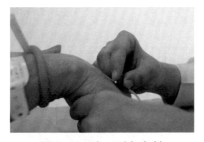

图 3－7　5°～10°角穿刺

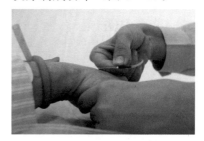

图 3－8　35°～40°甚至 60°角穿刺

三、绷皮方法

根据患者皮肤的松紧程度，绷皮的力度不同。

（1）皮肤松弛者，可采用单手拇指和示指上下拉展绷皮法，即拇指和示指分别向下向上绷紧皮肤，暴露血管，绷皮时应注意避免皮肤扭曲，穿刺成功后注意固定时顺皮肤纹理（图 3－9）。

（2）手背上静脉，可嘱患者半握拳（握杯状），左手拇指在穿刺血管远端向下压、拉静脉血管也可起到绷皮效果（图 3－10）。

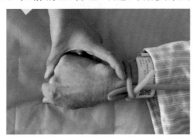

图 3－9　皮肤松弛者绷皮方法

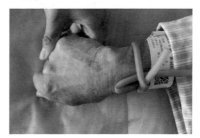

图 3－10　握杯状绷皮方法

第五节　穿刺辅助工具评估

一、止血带

（1）0 级、Ⅰ级、Ⅱ级静脉——一次性静脉输液钢针：止血带应扎在距穿刺点 6 cm 左右，外周静脉留置针扎在距穿刺点 8～10 cm 处静脉充盈度最佳。时间不超过 2 min。

（2）Ⅲ级、Ⅳ级静脉——一次性静脉输液钢针：止血带扎在距穿刺点约 6 cm

处静脉充盈度最佳。

（3）PICC 止血带扎在距穿刺点 10～12 cm 处最佳。

二、消毒方法

（1）顺时针消毒一遍，逆时针消毒一遍。按照毛发生长的生理特点，对消毒部位的毛孔进行彻底清洁，达到消毒的目的（图 3－11）。

（2）消毒范围直径：一次性静脉输液钢针 5 cm，外周静脉留置针 8 cm，PICC 及颈内、锁骨下静脉 10～12 cm。

（3）消毒液必须待干，不可使用干棉球擦拭消毒区域。

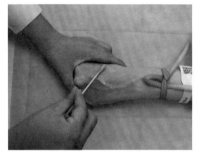

图 3－11　消毒方法

三、消毒剂的使用原则

（1）消毒局部要清洁，污染的皮肤会降低消毒效果。

（2）消毒采用环形消毒法，即以穿刺点为中心，环形向外至所需面积。

（3）严格按照消毒剂使用程序，否则会降低消毒效果。如使用络合碘后不能用乙醇，因乙醇降低其消毒效果；2.5%碘酊消毒干燥后必须用乙醇脱碘。

（4）碘剂类消毒剂，需要 2 min 起效，故必须自然待干后再脱碘。

（5）碘过敏者，70%～75% 乙醇消毒时，应涂搽局部皮肤 30 s 以上。

（6）穿刺部位不使用抗生素药膏。

四、各种消毒剂的特性

（1）碘酊：广谱的杀菌剂，对细菌、病毒、真菌、原生动物、细菌、芽孢均有杀灭作用；渗透性强，皮肤消毒效果好；干燥后起杀菌作用；有机物可降低碘的杀菌效果；在室温下可升华，密闭保存；不与红汞同用（产生碘化汞而腐蚀皮肤）；酸碱度影响杀菌效果，酸性条件下杀菌力增强；需要乙醇脱碘。

（2）碘伏：属于中效消毒剂，具有速效、低毒、对皮肤无黄染等优点；含表面活性剂，易起泡沫，有清洁作用；温度影响杀菌效果，40 ℃杀菌效果增强；有机物可降低碘的杀菌效果；阴凉避光、防潮密封保存。

（3）70%～75%乙醇：无毒性、作用快、性质稳定；对细菌繁殖体、病毒、真菌孢子有杀灭作用，对细菌芽孢无效；可以溶解皮肤表面的脂质、有机物；与蛋白质结合使之变性凝固；温度与杀菌力成正比；容易挥发，密闭保存。

（4）洗必泰：低效消毒剂，有机物可减弱消毒效果；不可与肥皂、洗衣粉混合或前后使用；不可与碘、甲醛、高锰酸钾、硝酸银等药物配伍使用；可挥发，光照及放置时间长可降低作用。

五、局部麻醉的应用

PICC 及颈内、锁骨下静脉穿刺建议使用。常用 1％～2％利多卡因 0.1～3 mL局部使用。

第六节　导管类型及评估

一、周围静脉导管

（1）外周静脉导管：常用穿刺部位为前臂和手部静脉，导管长度小于 8 cm，长期留置可引起静脉炎，但很少出现血行感染。

（2）中线静脉导管：常从肘窝处穿刺进入贵要静脉、头静脉，导管不进入中心静脉；导管长度 8～20 cm；可引起假过敏性反应，引起静脉炎的危险比外周静脉导管小。

二、中心静脉导管

（1）非隧道式中心静脉导管：常经皮穿刺进入中心静脉（锁骨下、颈内、股静脉）；导管长度≥8 cm；大多数导管相关性血流感染与此类导管相关（图 3－12）。

（2）隧道式中心静脉导管：常经皮置入锁骨下、颈内、股静脉；导管长度≥8 cm；导管的套囊可阻止细菌的移行。与非隧道式中心静脉导管相比，感染发生率低（图 3－13）。

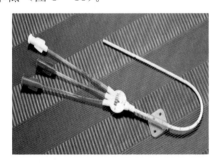

图 3－12　非隧道式中心静脉导管

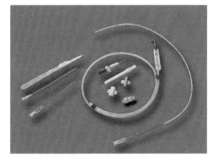

图 3－13　隧道式中心静脉导管

（3）经外周静脉置入中心静脉导管：经贵要静脉、头静脉、正中静脉插入，导管进入上腔静脉；导管长度大于 20 cm，长度受患者身高影响；比非隧道式中心静脉导管感染发生率低（图 3－14）。

（4）静脉输液港：在锁骨下或者颈内静脉置入导管，在皮下埋入输液港底座，使用时将针经皮垂直穿刺进入穿刺座的储液槽；导管长度大于 20 cm；导管相关性血流感染发生率最低，患者自我感觉好，无须局部护理，需手术拔出导管（图 3－15）。

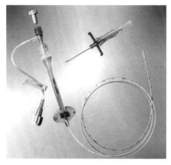

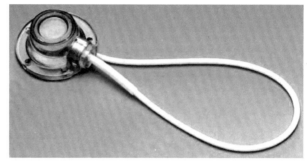

图 3－14　经外周中心静脉导管　　　　　　图 3－15　静脉输液港

（5）肺动脉导管：常选择锁骨下静脉、颈内静脉、股静脉处插管；通常使用肝素封管，血行感染发生率与中心静脉导管相似，经锁骨下静脉插入时感染发生率低。

三、动脉导管

动脉导管可经桡动脉穿刺，也可穿刺股、腋、肱、胫后动脉；导管长度一般小于 8 cm；发生感染危险低，很少引起血行感染。

第七节　特殊患者的静脉输液治疗评估

一、烧伤患者

（一）血管状况评估

大面积烧伤患者，体表静脉大多被破坏，可供输液的静脉不多，对于任何可见的体表静脉均可穿刺。宜选择无炎症、离创面 5 cm 以外的部位，避免经过创面穿刺。一般情况下，宜选用颈内静脉、颈外静脉、锁骨下静脉深静脉通道，必要时选择股静脉置管，或静脉切开。无条件时可选择四肢，头部，胸腹部粗、直的浅静脉，甚至阴茎静脉。常规建立两路静脉通道，保证补液计划实施。

（二）静脉穿刺工具选择

（1）外周浅静脉穿刺工具：选用一次性静脉输液钢针、外周静脉留置针，可在头皮、四肢、胸腹部等部位穿刺。不同部位选择不同的型号，采用小负压穿刺利于回血。

（2）深静脉穿刺工具：选择单腔或双腔中心静脉导管在烧伤程度轻或没有被烧伤的部位进行穿刺置管，常选择股静脉、锁骨下静脉、颈内静脉穿刺。

（3）经外周静脉置入中心静脉导管（PICC）：选择单腔或双腔耐高压的PICC，成人在上肢的头静脉、正中静脉或贵要静脉穿刺；儿童除以上部位外，还可以在大隐静脉、耳后静脉穿刺置入。成人可选用 4～6 F 规格导管，儿童宜选用 3 F 导管，新生儿宜选用 1.9 F 导管。但对于双上肢严重烧伤的患者不宜应用。

（4）静脉切开：当静脉穿刺失败，或休克患者外周静脉已塌陷、收缩，深静脉穿刺困难而病情又危急时，可进行静脉切开。一般选择四肢的表浅静脉为宜，尽量避免通过创面；表浅静脉已有栓塞时，可做大隐静脉切开，下腔静脉插管，但应尽早拔出，以免发生静脉血栓形成等并发症。

（三）输液顺序及速度控制

烧伤患者依据伤势不同，输液顺序也不同。一般情况下，遵循先盐后糖、先晶后胶的原则或遵医嘱执行。输液速度依据需要或遵医嘱。

二、休克患者

（一）血管状况评估

休克患者体表浅静脉大多塌陷，回血困难，因此首选深静脉。常规选择股静脉、颈内静脉；也可选择上肢肘部静脉、颈外静脉等粗大的浅静脉。

（二）静脉输液工具选择

休克患者静脉输液工具可以选择一次性静脉输液钢针、外周静脉留置针、各种深静脉导管、PICC。规格同烧伤患者。对休克患者应进行中心静脉压（CVP）的监测，以指导临床补液。部分严重患者应建立多通道。

（三）输液顺序及速度控制

休克患者输液的顺序是先盐后糖、先晶后胶。依据中心静脉压的测定结果，根据患者病情，调节输液滴速。在输入高渗盐水（渗透压 2 400 mOsm/L）时保证 250 mL 高渗盐水在 5～10 min 均匀滴入，使高渗盐水发挥它的升压作用。同时注意，尽量避免使用浅静脉，否则容易发生渗漏，损伤局部组织。

三、心功能不全患者

（一）血管状况评估

心功能不全患者由于病程长、长期输液，浅静脉血管脆性大、血管壁薄，存留的血管破坏严重或为侧支循环、再通静脉，输液时容易发生渗漏。

（二）静脉输液工具选择

心功能不全患者输液工具选择外周静脉留置针或 PICC，不建议使用一次性静脉输液钢针和 CVC。

（三）静脉输液顺序及速度控制

心功能不全患者应严格控制静脉输入液体量，非抢救情况下，每日输液量不宜超过 250 mL，输入速度应为 20～40 滴/min，最好使用输液泵或微量注射泵，以控制输液量及输液速度。

四、肝功能不全患者

（一）血管状况评估

肝功能不全患者静脉血管弹性欠佳，又因凝血功能差，血管穿刺后局部易出现瘀点、瘀斑，甚至出血不止。对血管的选择应有计划，做好保护。

（二）静脉输液工具选择

输液工具宜选择外周静脉留置针和 PICC。紧急情况下，如消化道大出血等，宜选择 CVC，不建议使用一次性静脉输液钢针。

（三）静脉输液顺序及速度控制

肝功能不全患者应依据患者的需要及医嘱而输入液体，有水钠潴留者，必须限制输入液量；有心功能欠佳者，还需要控制静脉输入的速度。

五、肾功能不全患者

（一）血管状况评估

肾功能不全患者需要长期甚至终身治疗，其皮肤粗糙，血管弹性及凝血功能差，血管穿刺后局部易出现渗血，甚至出血不止。同时，前臂血管为动静脉内瘘的血管，应避免在此部位置管输液，对静脉输液血管的选择应有计划。

（二）静脉输液工具选择

评估患者的输液治疗方案。通常情况下，输液工具宜选择外周静脉留置针和 PICC。紧急情况下，宜选择 CVC，不建议使用一次性静脉输液钢针。

（三）静脉输液顺序及速度控制

遵医嘱安排液体输入顺序，心功能欠佳者控制输液速度；若是进行血液净化治疗，需要评估该项治疗对血流速度的要求，同时评估治疗需要的时间。

六、糖尿病患者

（一）血管状况评估

糖尿病患者的血管内低密度脂蛋白糖基化可直接与血管基质蛋白结合，使基底膜增厚，血管壁弹性降低，管腔狭窄。小静脉如手指、脚趾、手背、足背等部位由于脆性大易渗出。

（二）静脉输液工具的选择

根据输注的时间和液体的量选择，常规选择外周静脉留置针，刺激性或血管活性药物选择 PICC，不建议选择一次性静脉输液钢针和 CVC。

（三）静脉输液顺序及速度控制

遵医嘱安排液体输入顺序，心功能欠佳者控制输液速度；依据治疗的时间和药物的药效对血流速度的要求选择输液速度。

（四）静脉输液注意事项

（1）因糖尿病患者的血液黏滞度高，静脉穿刺时回血较慢，可采用负压穿刺法。

（2）静脉滴注胰岛素时要密切观察血糖的变化，每 30 min、1 h、2 h 内检测血糖变化。

（3）拔针采用先拔后压法，即在拔出针的同时快速按压穿刺口，避免拔针时划伤血管壁，拔针后需按压 5～10 min。

七、老年患者

（一）血管状况评估

老年患者因退行性变，血管内膜增厚、管腔狭窄，回血慢；中膜纤维化、脂肪化及钙沉积；外膜组织松弛，弹性纤维磨损，血管弹性降低，血管的脆性增加，皮下组织疏松易滑动；皮肤干燥，表皮菲薄。手背血管多为侧支循环或再生血管，纤细、壁薄，易渗出。

（二）静脉输液工具选择

依据治疗方案、药物选择合适的输液工具。通常情况下，短期输液选择留置针，长期输液选择 PICC 或 PORT。因容易发生导管相关性感染而不建议使用 CVC。

（三）静脉输液顺序及输液速度

遵医嘱合理安排液体的输入顺序；依据患者心功能情况控制输注速度。通常情况下不超过 2.5 mL/min，心功能Ⅱ级以上，输注速度不超过 1.5 mL/min，重度心力衰竭患者应依据中心静脉压调整输注速度及输液量。

八、细胞毒性药物治疗患者

（一）血管状况评估

化疗药物属细胞毒性药物，刺激性强而且无选择性，即在杀伤肿瘤细胞的同时，对正常细胞和组织也具有一定的损伤，影响细胞代谢及其功能。其损伤程度与药物的浓度、酸碱度、渗透压及药物本身的毒性作用有关。强刺激性药物在很短时间内大量而快速进入血管内，会超过血管本身的缓冲应激能力，或在血管受损处堆积，引起血管内膜受损，血管通透性增加，组织炎性渗出，受损静脉皮肤周围形成水肿。弱刺激性药物长时间滴入血管，持续刺激血管内膜，也会使内皮细胞破坏，引起静脉炎。如果使用不当，也会导致药物外渗到皮下组织，轻者引起红肿、疼痛和炎症，严重时可致组织坏死和溃疡。为避免血管损害，肿瘤患者用药时尽量使用中心静脉，在不采取中心静脉穿刺的情况下，应选择易穿刺的大静脉，切勿在靠近肌腱、韧带、关节等处静脉输注药物，以防造成局部损伤。不宜在曾做过放射治疗的肢体、有动静脉瘘的肢体、乳腺手术后患侧肢体、淋巴水肿等部位实施静脉穿刺。避免 24 h 内在被穿刺过的静脉穿刺点下方重新穿刺，以免化疗药物从前一次穿刺点外渗。

（二）静脉输液工具选择

目前临床上肿瘤患者多采用 PICC、CVC 及 PORT 等中心静脉导管给药，因上述输液工具的末端开口均在上腔静脉，上腔静脉管径粗，血流量多，药物进入血管后被血流迅速稀释，从而减少了对血管壁的刺激，减轻了因多次穿刺导致损伤、疼痛及药物外渗引起的并发症；如果使用留置针，必须选择粗直血管，每天更换输液静脉，连续使用不超过 60 min；不建议使用一次性输液钢针输注化疗药物。

（三）静脉输液顺序及速度控制

患者如果同时使用几种非顺序依赖的药物，原则是先给对组织刺激性强的药物，这是从保护外周静脉的角度来考虑的，因为治疗开始时静脉的结构稳定性好，药液渗出机会小，引起周围组织的不良刺激性也小。但一旦遇到有顺序依赖的药物同时使用时，必须严格遵从用药顺序，确保药物的疗效。不同的药物，因其刺激性强弱不同、作用机制和药物动力学不同，选择不同的给药速度对降低毒副作用、提高疗效有重要的影响。如阿霉素（ADM）等一些强刺激性的药物要求快速静脉注射，目的是减少血栓的形成与药物外渗导致的蜂窝织炎和水疱的危险；而另一些药物，如依托泊苷（VP－16）、替尼泊苷（VM－26）等一旦输注过快，则可能会引起血压骤降、虚脱、喉头痉挛等危及患者生命的临床症状，要求输注时间不少于 30 min；还有一些抗代谢药物是细胞周期特异性药物，具有时间依赖性和半衰期短的特点，则要求尽量延长输注时间来提高疗效，并且还有明显减低毒性的作用，如氟尿嘧啶（5－FU）、阿糖胞苷（Ar－C）等。

九、天疱疮患者

（一）血管状况评估

患者皮肤广泛破溃、糜烂，易导致疼痛、感染、大量蛋白质丢失、抵抗力低下。由于全身皮肤的广泛溃烂，可供选择的静脉不多，任何可见的体表静脉均可穿刺。宜选择离破溃面 5 cm 以外的部位，避免经过破溃面穿刺。一般状况下，宜选用 PICC、CVC，必要时选择股静脉置管或静脉切开。

（二）静脉输液工具选择

可根据患者的治疗方案选择合适的输液工具，如 PICC、CVC、外周静脉留置针等。穿刺部位应避免水肿、破溃及结痂处，固定贴膜时应避免贴到水疱处，并定期做好维护。

（三）静脉输液顺序及速度控制

遵医嘱安排液体输入顺序，心功能欠佳者控制输液速度；另外，依据治疗的时间和药物的药效对血流速度的要求选择输液速度。

十、上腔静脉综合征患者

（一）血管状况评估

患者上腔静脉回流受阻，压迫颈部动脉及静脉，淤积于上肢及颈部，出现颜面部、上肢及躯干水肿，血液循环障碍。

（二）静脉输液工具选择

输液时应避免选用上肢、颈外及锁骨下静脉穿刺输液，以免加重上腔静脉负荷，加重水肿、血栓形成和化学性静脉炎。宜选用下肢静脉穿刺或股静脉穿刺置管。

（三）静脉输液顺序及速度控制

遵医嘱安排液体输入顺序，心功能欠佳者控制输液速度；另外，依据治疗的时间和药物的药效对血流速度的要求选择输液速度。

第四章　静脉输液治疗护理操作技术

　　静脉治疗是指将各种药物（包括血液制品）及血液，通过静脉注入血液循环的治疗方法，包括静脉注射、静脉输液和静脉输血；常用工具包括注射器、输液（血）器、一次性静脉输液钢针、外周静脉留置针、中心静脉导管、经外周静脉置入中心静脉导管、输液港及输液附加装置等。本章将常用静脉输液治疗工具的使用及部分相关护理操作技术进行规范、细化与整理，并涵盖相关护理要点及患者教育，内容系统全面，层次分明，流程简洁连贯，图文并茂，便于临床护士进行培训和日常工作中参考使用。

第一节　一次性静脉输液钢针

【目的】

（1）输注药物、补液、营养支持等治疗。

（2）采集血标本。

一、适应证与禁忌证

【适应证】

（1）给予短期单次（<4 h）的静脉输液治疗。

（2）可用于患者单次采取血标本。

【禁忌证】

（1）静脉推注或滴注腐蚀性药物、肠外营养液、pH<5 或>9 的液体或药物，以及渗透压大于 600 mOsm/L 的药物等。

（2）成人下肢血管穿刺。

二、穿刺操作流程

【物品准备】

物品名称	数量	物品名称	数量
治疗盘	1	皮肤消毒剂	1
棉签	1	无菌纱布	1
止血带	1	输液器	1
一次性静脉输液钢针	1	输液贴	1
医嘱执行单	1	输液观察卡	1
瓶贴	1	一次性治疗巾	1
液体	1	药品	1
锐器盒	1	注射器	1

【操作流程】

（1）评估：

1）评估操作环境，适合无菌操作。

2）评估患者年龄、病情、合作程度，了解患者情况（是否有皮肤消毒剂、胶布过敏史）。

3）评估穿刺部位周围皮肤情况（是否有红、肿、疼痛）及局部皮肤情况，确定合适的穿刺点位置。

4）评估患者静脉治疗方案、药物性质，选择合适型号的一次性静脉输液钢针。

（2）人员准备：护士衣帽整齐，流动水洗手，戴口罩。

（3）查对：

1）核对患者床头卡、腕带信息，询问过敏史。

2）向患者解释操作目的及方法，询问是否排小便，协助患者取舒适体位。

3）再次核对患者身份，洗手。

（4）排气、消毒：

1）挂液体瓶，固定排气管，连接一次性静脉输液钢针，排气。

2）再次核对，第一遍穿刺部位消毒，消毒范围直径不小于 5 cm。

3）扎止血带，成人距穿刺点 5～6 cm，嘱患者握拳。

4）第二遍消毒穿刺部位，打开胶贴。

（5）穿刺：再次核对，排尽针头内空气。绷紧皮肤，根据患者血管条件选择合适的角度进针，见回血后压低角度（5°～15°）再进针少许（约 0.2 cm），松开止血带，打开调节器。

（6）固定、查对：

1）固定：使用输液贴固定针柄和穿刺处。

2）调节滴速，再次查对，填写输液卡或巡视单。

（7）健康教育：向患者或其家属交代注意事项。

（8）终末处置：

1）整理床单位。协助患者取舒适体位。

2）整理用物，洗手，记录。

三、护理要点

（1）严格无菌操作，避免反复穿刺造成机械损伤。

（2）输液后拔针时注意轻压穿刺点，快速拔出，同时按压穿刺点。

（3）原则上使用不超过 4 h。

（4）穿刺应避开关节部位。

（5）注意保护血管，遵循从远及近、由小到大，多部位轮流注射原则。

四、患者教育

（1）输液时在护理人员指导下活动。穿刺侧肢体不可大幅度运动，以免发生液体渗出。

（2）患者或其家属不可随意调节滴速。

（3）避免穿刺部位受压。

（4）局部有发红、刺痛、发胀等异常感觉及时告知护士。

（5）出现液体不滴、回血等情况立即通知护士。

（6）拔针后要按压至无出血为止，一般 5～10 min，凝血功能差者需延长按压时间。

第二节　外周静脉留置针

【目的】

（1）间歇性、连续性静脉治疗，避免反复穿刺。

（2）保护血管，提高工作效率。

一、适应证与禁忌证

【适应证】

（1）需短期静脉治疗，输注非刺激性药物的患者。

（2）老人、儿童、躁动不安的患者。

（3）输全血或血液制品的患者。

（4）需做糖耐量试验及连续多次采集血标本的患者。

【禁忌证】

（1）刺激性的药物输注。

（2）腐蚀性药物持续性静脉输注。

（3）胃肠外营养液。

（4）pH＜5 或＞9 的液体或药物。

（5）渗透压高于 900 mOsm/L 的液体。

二、穿刺操作流程

【物品准备】

物品名称	数量	物品名称	数量
治疗盘	1	皮肤消毒剂	1
棉签	1	无菌纱布	1
止血带	1	输液器	1
静脉留置针	1	输液贴	2
透明无菌敷贴	2	注射器	1
医嘱执行单	2	输液观察卡	1
瓶贴	1	一次性治疗巾	1
液体	1	药品	1
锐器盒	1		

【操作流程】

（1）评估：评估患者的年龄、病情、意识状态、过敏史、静脉治疗方案、药物性质、穿刺部位皮肤及血管情况等，选择合适的外周静脉留置针。

（2）人员准备：仪表端庄、衣帽整齐，洗手，戴口罩。

（3）加药：

1）查对医嘱执行单、液体、药品、消毒用具、一次性物品，清洁瓶身。

2）贴瓶贴，打开瓶盖，消毒瓶塞，待干后加药。

3）打开输液器，插入瓶塞，再次核对，洗手。

（4）查对：

1）携带用物至患者床旁，核对床头卡、腕带，询问过敏史。

2）向患者做好解释，取得配合，询问是否排便，协助患者取舒适体位。

3）备输液贴，打开无菌敷贴包装，选择静脉（图 4-1），快速洗手。

（5）排气、消毒：

1）第 1 遍穿刺部位消毒，消毒范围直径成人应≥8 cm，儿童应≥5 cm，婴幼儿应≥3 cm，自然待干。

2）核对，挂液体瓶，固定排气管，排气，连接合适的密闭式留置针，再次排气。

3）扎止血带，成人距穿刺点 8～10 cm，儿童 6 cm，第二遍穿刺部位消毒，自然待干（图 4-2）。

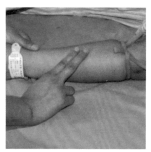
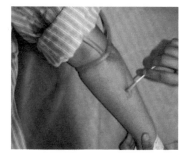

图 4-1　选静脉　　　　　　　　图 4-2　消毒

4）再次查对，检查输液器下段，确认无气泡，嘱患者握拳。

（6）穿刺：

1）密闭式留置针：排尽针头及延长管内空气，绷紧皮肤，以 15°～30°角进针，直刺静脉，见回血后压低角度再继续进针约 0.2 cm，固定针芯，送导管，松开止血带，打开调节器，确认穿刺成功后，固定导管，撤出针芯（图 4-3）。

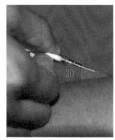
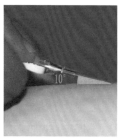
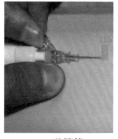
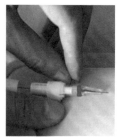

a. 穿刺　　　　b. 进针　　　　c. 送导管　　　　d. 拔针芯

图 4-3　留置针穿刺

2）开放式留置针：取出留置针，转动针芯，调整针头斜面向上，固定针翼，绷紧皮肤，以 15°～30°角进针，见回血后压低角度再继续进针约 0.2 cm，固定两翼，送导管，松开止血带，撤出针芯，连接肝素帽或无针输液接头。

（7）固定、查对：

1）固定：使用透明敷贴无张力塑形固定留置针，输液胶贴固定延长管，注明穿刺日期、时间，签名，必要时适当约束固定（图4-4）。

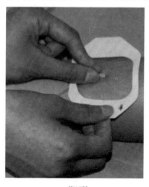
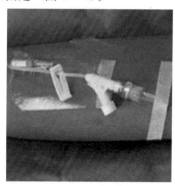

a. 塑形   b. "U" 形固定

图4-4 固定

2）调节滴速，再次查对，填写输液卡。

3）向患者或其家属交代注意事项。

4）协助患者取舒适体位，整理床单位。

5）整理用物，洗手，记录。

三、护理要点

（1）严格执行查对制度并对患者进行两种以上的身份识别，询问过敏史。

（2）所有使用物品应一人一用一灭菌，一次性使用的医疗器具不应重复使用。

（3）静脉导管穿刺和维护应遵循无菌技术操作原则。

（4）所有接触静脉导管穿刺部位的操作前后应执行医务人员手卫生规范（WS/T313）规定，不应用戴手套取代手卫生。

（5）在满足静脉治疗需要的情况下，尽量选择较细、较短的静脉导管。

（6）建议使用透明敷贴无张力塑形固定静脉留置针，注意暴露穿刺点，便于观察，敷贴保持干燥。

（7）给药前后宜用生理盐水脉冲式冲洗导管。

（8）静脉导管维护程序采用 A—C—L 的维护方法，即 A：导管功能评估（Assess）、C：冲管（Clear）、L：封管（Lock）。

（9）应每日观察穿刺点及周围皮肤的完整性。

（10）置管部位不应使用丙酮、乙醚等有机溶剂，护理时不宜在穿刺部位使用抗菌油膏。

（11）做好健康教育。

四、患者教育

（1）睡眠时避免压迫穿刺部位。

（2）更衣时避免导管脱出。一般先穿穿刺侧肢体，后穿另一侧；脱衣服时后脱穿刺侧肢体。

（3）穿刺侧手臂避免剧烈活动，勿松动肝素帽或无针密闭输液接头。

（4）输液时经常松握拳头，以促进血液循环。

（5）保持穿刺部位清洁干燥，如穿刺部位出现肿胀、疼痛等异常不适时，及时告知医务人员。

（6）留置时间为 72～96 h。

（7）拔管后按压穿刺点至无出血，建议不少于 5 min。

第三节　经外周静脉置入中心静脉导管

【目的】

（1）避免刺激性药物对外周血管的损伤和局部组织的刺激。

（2）提供中长期静脉输液通道。

（3）减少患者反复穿刺的痛苦，保护患者外周静脉。

一、适应证与禁忌证

【适应证】

（1）需长期静脉输液的患者。

（2）输注刺激性或细胞毒性药物患者，如输注化疗药物、抗生素等。

（3）输注高渗性液体的患者，如输注甘露醇。

（4）输注肠外营养的患者。

（5）外周静脉血管条件差或缺乏外周静脉通路的患者。

（6）早产儿、老年人。

（7）水肿、肥胖患者。

（8）需反复输血或血制品，或反复采血的患者。

（9）家庭静脉治疗的患者。

【禁忌证】

（1）相对禁忌证：

1）无可选择的置管静脉。

2）严重的出凝血功能异常。

3）乳腺癌根治术和腋下淋巴结清扫术后患侧肢体。

4）置管途径有外伤史、放射治疗史。

5）静脉血栓形成史。

6）预置管部位无法完成穿刺或固定。

7）置管部位或全身感染。

8）确诊或疑似导管相关性血流感染，菌血症，败血症。

9）血小板计数小于 $20 \times 10^9 / L$。

10）锁骨下、腋下淋巴结肿大或肿块。

11）安装心脏起搏器。

（2）绝对禁忌证：

1）上腔静脉压迫综合征。

2）有血栓、血管手术史的静脉。

3）亚急性心内膜炎。

4）确诊或疑似对导管材质过敏的患者。

5）预置管途径中有静脉血管狭窄或缺如。

二、PICC 穿刺操作流程

（一）传统 PICC 穿刺置管技术操作流程（前端开口式）

【物品准备】

物品名称	数量	物品名称	数量
治疗车	1	皮肤消毒剂（75％乙醇溶液、2％葡萄糖酸氯己定或含碘消毒剂）	1
棉签	1	弹力绷带	1
止血带	1	剪刀	1
用物核查清单	1	20 mL 注射器	2
10 mL 注射器	1	1 mL 注射器	1
无针输液接头	1	250 mL 生理盐水	1
10 IU/mL 肝素盐水	1	2％利多卡因	1
砂轮	1	纱布	1
测量尺	1	维护手册	1
医嘱单	1	置管知情同意书	1
置管记录单	1	快速手消毒液	1
锐器盒	1	医疗废物处置桶	1

物品名称	数量	物品名称	数量
PICC 套件（含 PICC 导管 1 根、带导入鞘的穿刺针 1 个、导管切割器 1 个、无菌测量尺、导管批号标识、清洁测量尺、清洁止血带）	1	PICC 穿刺包（含无粉无菌手套 2 副、10 cm×12 cm 无菌透明敷贴 1 贴、无菌输液贴 1 贴、无菌垫巾 1 块、无菌弯盘 1 个、镊子 2 把、棉球、无菌纱布 6 块、4 cm×4 cm 小方纱 2 块、无菌治疗巾 2 块、无菌孔巾 1 块、无菌大单 1 块、无菌止血带 1 个、无菌手术衣 1 件）	1

【操作流程】

（1）签署知情同意书：

1）人员准备：护士衣帽整齐，流动水洗手，戴口罩。

2）操作前评估：责任护士首先评估患者年龄、病情、治疗方案、药物性质、心理状态、有无置管禁忌证、经济状况、血管情况等，确定患者是否适合留置 PICC，评估肘关节部位的静脉走向、弹性及有无静脉瓣，皮肤有无瘢痕、感染、损伤等。

3）讲解 PICC 相关知识：向患者及其家属详细讲解何为 PICC、PICC 的优点、置管的目的和必要性、操作方法、置管后的维护、相关并发症及不使用 PICC 可能出现的情况。

4）签署知情同意书：取得患者及其家属的同意，签署 PICC 置管知情同意书。

5）核对医嘱：核对 PICC 置管医嘱并开具 PICC 导管尖端定位的胸部正位 X 线检查单。

6）操作者评估：再次评估患者的病情、治疗方案、凝血功能、血常规结果、B 超及 CT 结果，了解血管内径情况。

7）使用 PICC 专用静脉置管室，置管室环境清洁，置管前进行房间空气消毒，调节室温。

（2）患者准备：

1）清洁皮肤：指导患者清洁双上肢及腋下皮肤，协助其更换清洁病服，戴圆帽、口罩。

2）告知患者排便。

3）心理准备：安慰患者，指导患者放松，减少因心理紧张所致的血管收缩，甚至痉挛。

（3）穿刺前评估：

1）评估操作环境，适合无菌操作。

2）操作者再次核对医嘱单，确认已签署置管知情同意书，核对患者身份及腕带信息（姓名、床号、住院号等）。

3）评估患者心理状态、合作程度，了解患者情况（是否有皮肤消毒剂、胶布过敏史）。

4）根据患者血管条件、治疗情况选择合适型号的导管（图4-5）。

5）向患者做好解释工作，以取得配合，协助患者平卧位，术肢外展与躯干成90°。

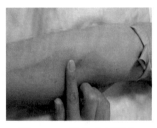

图4-5　评估穿刺部位

6）评估穿刺部位皮肤及静脉血管，首选贵要静脉，确定穿刺点（尽量避开肘关节）。

7）测量预置管长度：从穿刺点沿静脉走向至右胸锁关节向下反折至第三肋间或自穿刺点至右胸锁关节长度加5~7 cm并记录。腹水患者测量长度时根据腹水情况减短导管长度。

8）测量臂围：从肘横纹向上10 cm处测量双侧臂围并记录（图4-6）。

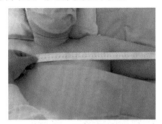
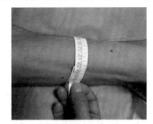

a. 测量长度　　　　　　　　b. 测量臂围

图4-6　测量臂围

（4）建立最大化无菌屏障：

1）洗手，再次查对。

2）检查物品、药品有效期及质量，打开PICC穿刺包，戴无菌手套。

3）在穿刺肢体下铺一次性垫巾。

4）皮肤消毒：助手协助抬高患者置管侧手臂，①以穿刺点为中心，用75％乙醇棉球按顺时针、逆时针、顺时针方向消毒3遍；②75％乙醇待干后，用2％葡萄糖酸氯己定或含碘消毒剂棉球按顺时针、逆时针、顺时针方向消毒3遍。消毒范围为以穿刺点为中心上下≥20 cm，两侧至臂缘。

5）手臂下铺无菌治疗巾，放无菌止血带于治疗巾上。

6）脱手套，洗手，穿无菌手术衣，更换第二副无菌手套。

7）铺无菌大单，覆盖患者全身，铺孔巾，暴露穿刺部位（图4-7）。

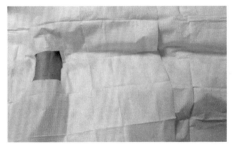

图4-7　铺无菌大单及孔巾

8）助手按无菌原则投递注射器、无针输液接头、PICC 套件，20 mL 注射器抽吸生理盐水，10 mL 注射器抽吸肝素盐水，1 mL 注射器抽吸 2％利多卡因备用。

9）生理盐水预冲导管和无针输液接头，润滑亲水性导丝，冲洗过程中注意观察导管的完整性，将导管浸泡于生理盐水中。撤导丝至预修剪刻度 0.5～1 cm处，按预测量的置管长度切割导管。

（5）置管过程：

1）助手在穿刺点上方扎止血带，止血带尾端向上，告知患者握拳。

2）穿刺部位以 2％利多卡因 0.5～1 mL 局部浸润麻醉。

3）穿刺：以 15°～30°角进行穿刺，注意避免刺入动脉。见回血后降低角度进针 0.5 cm，推进外套管（图 4－8）。

4）助手松止血带，告知患者松拳，右手固定针芯，推送外套管，左手示指和中指"V"形按压外套管及前端的血管，右手撤出针芯（图 4－9）。

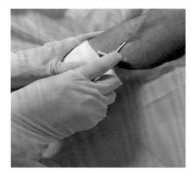 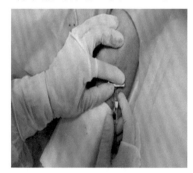

图 4－8　穿刺　　　　　　　　　　图 4－9　撤针芯

5）送管：将导管沿导入鞘缓慢、匀速送入 15 cm 后，协助患者头转向穿刺侧，下颌贴近肩部，阻止导管误入颈静脉。将导管继续缓慢、匀速送入距预定长度 10 cm 处，退出并撕裂导入鞘，再将导管送至预定长度。

6）抽回血，确认导管在静脉内，见回血后生理盐水冲管。缓慢平直撤出导丝。

7）连接无针输液接头，用生理盐水脉冲式冲管，肝素盐水正压封管。

8）撤除孔巾，用无菌生理盐水纱布清洁穿刺点周围皮肤。

（6）固定导管：

1）将导管"S"形或"C"形摆放至合适位置。

2）无菌输液贴固定圆盘。

3）2 cm×2 cm 小方纱覆盖穿刺点，无张力粘贴 10 cm×12 cm 无菌透明敷贴，无菌输液贴固定导管。

4）在窗口贴上注明导管类型、置管日期、操作者姓名（图 4－10）。

5）弹力绷带加压包扎，询问患者有无不适。

6）整理用物，脱手套，洗手。

（7）置管后健康教育：

1）协助患者活动手臂。

2）告知患者及其家属置管后注意事项。

3）确定导管尖端位置，指导患者行胸部正位 X 线检查。

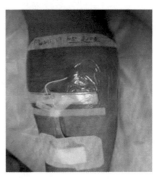

图 4-10　固定

（8）记录：

1）洗手。记录 PICC 穿刺记录单及 PICC 护理记录单，包括患者基本信息、穿刺方式，导管类型、型号、规格、批号、置入长度、外露长度，患者臂围、所穿刺静脉名称、穿刺过程是否顺利、送管情况、穿刺日期和时间、穿刺者姓名、胸片结果等。粘贴条形码，放入患者病历中存档。

2）记录 PICC 维护手册，交患者妥善保存。

3）记录 PICC 个人档案。

4）核对医嘱并签字。

（二）改良塞丁格技术 PICC 穿刺置管操作流程（前端开口式）

【物品准备】

物品名称	数量	物品名称	数量
治疗车	1	皮肤消毒剂（75％乙醇溶液、2％葡萄糖酸氯己定或含碘消毒剂）	1
棉签	1	弹力绷带	1
止血带	1	剪刀	1
用物核查清单	1	20 mL 注射器	2
10 mL 注射器	1	1 mL 注射器	1
无针输液接头	1	250 mL 生理盐水	1
10 IU/mL 肝素盐水	1	2％利多卡因	1
砂轮	1	纱布	1
测量尺	1	维护手册	1
医嘱单	1	置管知情同意书	1
置管记录单	1	快速手消毒液	1
锐器盒	1	医疗废物处置桶	1

续表

物品名称	数量	物品名称	数量
PICC 套件（含 PICC 导管 1 根、导管切割器 1 个、无菌测量尺、导管批号标识、清洁测量尺、清洁止血带）防针刺伤型改良塞丁格套件（含无菌可撕裂带扩张器的微插管鞘 1 个、无菌 22 GA 及 21 GA 塞丁格穿刺针各 1 个、无菌导丝 1 根、无菌扩皮器 1 个）	1	PICC 穿刺包（含无粉无菌手套 2 副、10 cm×12 cm 无菌透明敷贴 1 贴、无菌输液贴 1 贴、无菌垫巾 1 块、无菌弯盘 1 个、镊子 2 把、棉球、无菌纱布 6 块、4 cm×4 cm 小方纱 2 块、无菌治疗巾 2 块、无菌孔巾 1 块、无菌大单 1 块、无菌止血带 1 个、无菌手术衣 1 件）	1

【操作流程】

（1）签署知情同意书：

1）人员准备：护士衣帽整齐，流动水洗手，戴口罩。

2）操作前评估：责任护士评估患者年龄、病情、治疗方案、药物性质、心理状态、有无置管禁忌证、经济状况、血管情况等，确定患者是否适合留置 PICC，评估静脉走向、弹性及有无静脉瓣，皮肤有无瘢痕、感染、损伤等。

3）讲解 PICC 相关知识：向患者及其家属详细讲解何为 PICC、PICC 的优点、PICC 置管的目的、操作方法、置管后的维护、可能出现的并发症、必要性及不使用 PICC 可能出现的情况。

4）签署知情同意书：取得患者及其家属的同意，签署 PICC 置管知情同意书。

5）核对医嘱：核对 PICC 置管医嘱并开具 PICC 尖端定位的胸部正位 X 线检查单。

6）操作者评估：再次评估患者的病情、治疗方案、凝血功能、血常规结果、B 超及 CT 结果，了解血管内径情况。

7）使用 PICC 专用静脉置管室，置管室环境清洁，置管前进行房间空气消毒，调节室温。

（2）患者准备：

1）清洁皮肤：指导患者清洁双上肢及腋下皮肤，协助其更换清洁病服，戴圆帽、口罩。

2）告知患者排便。

3）心理准备：安慰患者，指导患者放松，减少因心理紧张所致的血管收缩，甚至痉挛。

（3）穿刺前评估：

1）评估操作环境，适合无菌操作。

2）操作者再次核对医嘱单，确认已签署置管知情同意书，核对患者身份及腕带信息（姓名、床号、住院号等）。

3）评估患者心理状态、合作程度，了解患者情况（是否有乙醇、胶布过敏史）。

4）根据患者血管条件、治疗情况选择合适型号的导管。

5）向患者做好解释工作，以取得配合，协助患者平卧位，术肢外展与躯干成 90°。

6）评估穿刺部位皮肤及静脉血管，首选贵要静脉，确定穿刺点（尽量避开肘关节），记号笔标记（图 4-11）。

7）测量预置管长度：从穿刺点沿静脉走向至右胸锁关节向下反折至第三肋间或自穿刺点至右胸锁关节长度加 5～7 cm 并记录（图 4-12）。如果是腹水患者，测量长度时根据腹水情况减短导管长度。

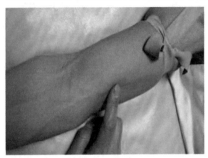　　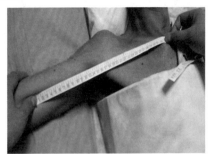

图 4-11　确定穿刺点　　　　　　　　　图 4-12　测量长度

8）测量臂围：从肘横纹向上 10 cm 处测量双侧臂围并记录。

（4）建立最大化无菌屏障：

1）洗手，再次查对。

2）检查物品、药品有效期及质量，打开 PICC 穿刺包，戴无菌手套。

3）在穿刺肢体下铺一次性垫巾。

4）皮肤消毒：助手协助抬高患者置管侧手臂，①以穿刺点为中心，用 75% 乙醇棉球按顺时针、逆时针、顺时针方向消毒 3 遍；②75% 乙醇待干后，用 2% 葡萄糖酸氯己定或含碘消毒剂棉球按顺时针、逆时针、顺时针方向消毒 3 遍。消毒范围为以穿刺点为中心上下≥20 cm，两侧至臂缘，婴幼儿整臂消毒，包括腋窝。

5）手臂下铺无菌治疗巾，放无菌止血带于治疗巾上。

6）脱手套，洗手，穿无菌手术衣，更换第二副无菌手套。

7）铺无菌大单，覆盖患者全身，铺孔巾，暴露穿刺部位。

8）助手按无菌原则投递注射器、无针输液接头、PICC 套件，20 mL 注射器抽吸生理盐水，10 mL 注射器抽吸肝素盐水，1 mL 注射器抽吸 2% 利多卡因备用。

9）生理盐水预冲导管和无针输液接头，润滑亲水性导丝，冲洗过程中注意观察导管的完整性，将导管浸泡于生理盐水中。撤导丝至预修剪刻度 0.5～1 cm 处，按预测量的置管长度切割导管。

10）将备好的微插管鞘、塞丁格穿刺针、导丝、扩皮器及导管置于无菌区内并摆放合理。

（5）置管过程：

1）助手在穿刺点上方扎止血带，止血带尾端向上，告知患者握拳。

2）穿刺：取出穿刺针，去除针帽，左手绷紧皮肤，右手持针以 15°～20°角进行穿刺，见回血后降低角度进针 0.5 cm（图 4－13）。

3）右手拇指、中指固定穿刺针，示指推送外套管进入静脉（图 4－14）。

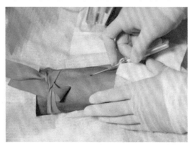
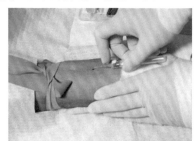

图 4－13　穿刺　　　　　　　　图 4－14　推送外套管

4）助手松止血带，告知患者松拳。

5）撤针芯：左手示指固定外套管，中指按压外套管前端的血管，右手撤出针芯。

6）送导丝：穿刺成功后，将导丝沿外套管缓慢送入血管 15～20 cm（图 4－15）。

7）穿刺部位以 2％利多卡因 0.5～1 mL 局部浸润麻醉。

8）扩皮：在穿刺点外上方用扩皮器沿导丝做一小切口（图 4－16）。

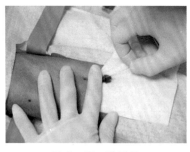
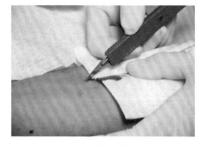

图 4－15　送导丝　　　　　　　　图 4－16　扩皮

9）送微插管鞘：将无菌可撕裂带扩张器的微插管鞘沿导丝缓慢推送入血管（图 4－17）。

10）左手拇指固定微插管鞘，示指和中指按压导入鞘前端的静脉，右手将导丝及扩张器一同撤出。

11）置入导管：将导管沿导入鞘缓慢、匀速送入15 cm后，协助患者头转向穿刺侧，下颌贴近肩部，阻止导管误入颈静脉。

12）退出导入鞘：将导管继续缓慢、匀速送入距预定长度10 cm处，退出并撕裂导入鞘，再将导管送至预定长度（图4－18）。

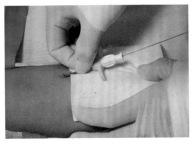

图4－17　送微插管鞘　　　　　　　　图4－18　送导管

13）抽回血，见回血后生理盐水冲管。缓慢平直撤出导丝。

14）连接无针输液接头，用生理盐水脉冲式冲管，肝素盐水正压封管。

15）撤除孔巾，用无菌生理盐水纱布清洁穿刺点周围皮肤。

（6）固定导管：

1）将导管"S"形、"C"形或"U"形摆放至合适位置。

2）无菌输液贴固定圆盘。

3）2 cm×2 cm小方纱覆盖穿刺点，无张力粘贴10 cm×12 cm无菌透明敷贴，无菌输液贴固定导管。

4）在窗口贴上注明导管类型、置管日期、操作者姓名。

5）弹力绷带加压包扎，询问患者有无不适。

6）整理用物，脱手套，洗手。

（7）置管后健康教育：

1）协助患者活动手臂。

2）告知患者及其家属置管后注意事项。

3）确定导管尖端位置，指导患者行胸部正位X线检查。

（8）记录：

1）洗手。记录PICC穿刺记录单及PICC护理记录单，包括患者基本信息、穿刺方式，导管类型、型号、规格、批号，置入长度、外露长度、臂围、所穿刺静脉名称、穿刺过程是否顺利、送管情况、穿刺日期和时间、穿刺者姓名、胸片结果等。粘贴条形码，放入患者病历中存档。

2）记录PICC维护手册，交患者妥善保存。

3）记录PICC个人档案。

4）核对医嘱并签字。

（三）超声引导下塞丁格 PICC 穿刺置管操作流程（前端开口式）

【物品准备】

物品名称	数量	物品名称	数量
治疗车	1	皮肤消毒剂（75％乙醇溶液、2％葡萄糖酸氯己定或含碘消毒剂）	1
棉签	1	弹力绷带	1
止血带	1	剪刀	1
用物核查清单	1	20 mL 注射器	2
10 mL 注射器	1	1 mL 注射器	1
无针输液接头	1	250 mL 生理盐水	1
10 IU/mL 肝素盐水	1	2％利多卡因	1
砂轮	1	纱布	1
测量尺	1	维护手册	1
医嘱单	1	置管知情同意书	1
置管记录单	1	快速手消毒液	1
锐器盒	1	医疗废物处置桶	1
PICC 套件（含 PICC 导管 1 根、导管切割器 1 个、无菌测量尺、导管批号标识、清洁测量尺、清洁止血带）防针刺伤型改良塞丁格套件（含无菌可撕裂带扩张器的微插管鞘 1 个、无菌 22 GA 及 21 GA 塞丁格穿刺针各 1 个、无菌导丝 1 根、无菌扩皮器 1 个）	1	PICC 穿刺包（含无粉无菌手套 2 副、10 cm×12 cm 无菌透明敷贴 1 贴、无菌输液贴 1 贴、无菌垫巾 1 块、无菌弯盘 1 个、镊子 2 把、棉球、无菌纱布 6 块、4 cm×4 cm 小方纱 2 块、无菌治疗巾 2 块、无菌孔巾 1 块、无菌大单 1 块、无菌止血带 1 个、无菌手术衣 1 件）	1
记号笔	1	超声套件［含无菌超声探头保护罩（导针支架）1 个、无菌耦合剂 1 包、无菌橡皮筋 2 个］	1

【操作流程】

（1）签署知情同意书：

1）人员准备：护士衣帽整齐，流动水洗手，戴口罩。

2）操作前评估：责任护士评估患者年龄、病情、治疗方案、药物性质、心理状态、有无置管禁忌证、经济状况、血管情况等，确定患者是否适合留置 PICC，皮肤有无瘢痕、感染、损伤等。

3）讲解 PICC 相关知识：向患者及其家属详细讲解何为 PICC、PICC 的优点、上臂超声置管的必要性，超声 PICC 置管的目的、操作方法，置管后的维护、可能出现的并发症、不使用 PICC 可能出现的情况。

4）签署知情同意书：取得患者及其家属的同意，签署 PICC 置管知情同意书。

5）核对医嘱：核对 PICC 置管医嘱并开具 PICC 导管尖端定位的胸部正位 X 线检查单。

6）操作者评估：再次评估患者的病情、治疗方案、凝血功能、血常规结果、B 超及 CT 结果，了解血管情况。

7）使用 PICC 专用静脉置管室，置管室环境清洁，置管前进行房间空气消毒，室温适宜。

（2）患者准备：

1）清洁皮肤：指导患者清洁双上肢及腋下皮肤，协助其更换清洁病服，戴圆帽、口罩。

2）告知患者排便。

3）心理准备：安慰患者，指导患者放松，减少因心理紧张所致的血管收缩，甚至痉挛。

（3）穿刺前评估：

1）评估操作环境，适合无菌操作。

2）操作者再次核对医嘱单，确认已签署置管知情同意书，核对患者身份及腕带信息（姓名、床号、住院号等）。

3）评估患者心理状态、合作程度，了解患者情况（是否有乙醇、胶布过敏史）。

4）向患者做好解释工作，以取得配合，协助患者平卧位，术肢外展与躯干成 90°。

5）助手系止血带，止血带尾端向上，告知患者握拳。

6）洗手，超声探查评估整条血管情况，超声定位，选择最适于置管的血管及部位，确定穿刺点，首选贵要静脉。记号笔标记穿刺点。

7）助手松止血带，告知患者松拳。

8）测量预置管长度：从穿刺点沿静脉走向至右胸锁关节，向下反折至第三肋间；或自穿刺点至右胸锁关节长度加 5～7 cm 并记录。如果是腹水患者，测量长度时根据腹水情况减短导管长度。

9）测量臂围：从肘横纹向上 10 cm 处测量双侧臂围并记录。

10）根据患者血管条件、治疗情况选择合适型号的导管。

（4）建立最大化无菌屏障：

1）洗手，再次查对。

2）检查物品、药品有效期及质量，打开PICC穿刺包，戴无菌手套。

3）在穿刺肢体下铺一次性垫巾。

4）皮肤消毒：助手协助抬高患者置管侧手臂，①以穿刺点为中心，用75％乙醇棉球按顺时针、逆时针、顺时针方向消毒3遍；②75％乙醇待干后，用2％葡萄糖酸氯己定或含碘消毒剂棉球按顺时针、逆时针、顺时针方向消毒3遍，整臂消毒。

5）手臂下铺无菌治疗巾，放无菌止血带于治疗巾上。

6）脱手套，洗手，穿无菌手术衣，更换第二副无菌手套。

7）铺无菌大单，覆盖患者全身，铺孔巾，暴露穿刺部位。

8）助手按无菌原则投递注射器、无针输液接头、防针刺伤型改良塞丁格套件、超声套件、PICC套件，20 mL注射器抽吸生理盐水，10 mL注射器抽吸肝素盐水，1 mL注射器抽吸2％利多卡因备用。

9）生理盐水预冲导管和无针输液接头，润滑亲水性导丝，冲洗过程中注意观察导管的完整性，将导管浸泡于生理盐水中。

10）将备好的微插管鞘、塞丁格穿刺针、导丝、扩皮器及导管置于无菌区内并摆放合理。

（5）置管过程：

1）助手在超声探头上涂抹少量耦合剂，并协助罩上无菌保护罩，保护罩外探头上再涂抹一层无菌耦合剂，橡皮筋固定。使用导针支架时，根据血管深度选择合适型号的导针支架。

2）术肢外展与躯干成60°～90°角，并外旋，助手在穿刺点上方扎止血带，止血带尾端向上，告知患者握拳。

3）超声引导下再次定位血管，（使用导针支架时，选择与血管深度符合的导针架安装至探头上）左手固定探头，将探头垂直放在预穿刺血管上，并紧贴皮肤。屏幕的中线显示在预穿刺血管中心。

4）穿刺部位以2％利多卡因0.5～1 mL局部浸润麻醉。

5）穿刺：操作者边看屏幕边缓慢静脉穿刺，观察针芯内回血情况（图4－19）。

6）送导丝：穿刺成功后，移开探头，将导丝沿穿刺针送入血管10～15 cm，减小穿刺针角度，继续送入5～10 cm，退出穿刺针。使用导针支架时，穿刺成功后，将导丝沿穿刺针送入血管10～15 cm，固定穿刺针，使针与导针架缓慢分离，移开探头，减小穿

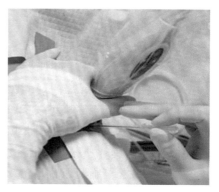

图4－19　穿刺

刺针角度，继续送入 5～10 cm，退出穿刺针（图 4－20）。

7）助手松止血带，告知患者松拳。

8）测量预穿刺点与实际穿刺点的距离，撤导丝至预修剪刻度 0.5～1 cm 处，用切割器按预测量的置管长度切割导管（图 4－21）。

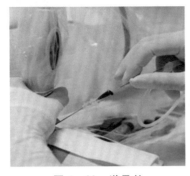
图 4－20　送导丝

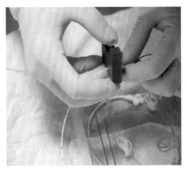
图 4－21　修剪导管

9）扩皮：在穿刺点外上方用扩皮器沿导丝上方平行切一小切口。

10）送插管鞘：将无菌可撕裂带扩张器的微插管鞘沿导丝缓慢推送入血管。

11）左手拇指固定微插管鞘，示指和中指按压导入鞘前端的静脉，右手将导丝及扩张器一同撤出（图 4－22）。

12）置入导管：将导管沿微插管鞘缓慢、匀速送入 15 cm 后，协助患者头转向穿刺侧，下颌贴近肩部，阻止导管误入颈静脉。

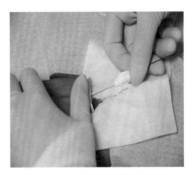
图 4－22　撤扩张器及导丝

13）退出插管鞘：将导管继续缓慢、匀速送入距预定长度 10 cm 处，退出并撕裂导入鞘（图 4－23），再将导管送至预定长度。

14）超声检查双侧颈内静脉，初步判断导管是否移位（图 4－24）。

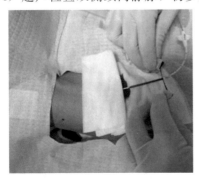
图 4－23　退出导入鞘

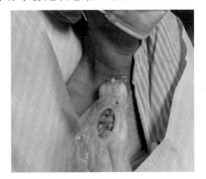
图 4－24　超声判断

15）排除移位后，抽回血，见回血后用生理盐水冲管，缓慢平直撤出导丝。

16）连接无针输液接头，用生理盐水脉冲式冲管，肝素盐水正压封管。

17）撤除孔巾，用无菌生理盐水纱布清洁穿刺点周围皮肤。

（6）固定导管：

1）将导管"U"形摆放至合适位置。

2）无菌输液贴固定圆盘。

3）2 cm×2 cm 小方纱覆盖穿刺点，无张力粘贴 10 cm×12 cm 无菌透明敷贴，无菌输液贴固定导管。

4）在窗口贴上注明导管类型、置管日期、操作者姓名。

5）弹力绷带加压包扎，询问患者有无不适。

6）整理用物，脱手套，洗手。

（7）置管后健康教育：

1）协助患者活动手臂。

2）告知患者及其家属置管后注意事项。

3）确定导管尖端位置，指导患者行胸部正位 X 线检查。

（8）记录：

1）洗手。记录 PICC 穿刺记录单及 PICC 护理记录单，包括患者基本信息、穿刺方式，导管类型、型号、规格、批号，置入长度、外露长度、臂围、所穿刺静脉名称，穿刺过程是否顺利，送管情况，穿刺日期、时间，穿刺者姓名、胸片结果等。粘贴条形码，放入患者病历中存档。

2）记录 PICC 维护手册，交患者妥善保存。

3）记录 PICC 个人档案。

4）核对医嘱并签字。

（四）注意事项

（1）PICC 置管操作应由经过 PICC 专业知识与技能培训、考核合格且有 5 年及以上临床工作经验的操作者完成。

（2）置管过程中应严格执行无菌技术操作原则和手卫生操作规程。

（3）锁骨下、腋下淋巴结肿大或肿块侧、安装起搏器侧不宜进行同侧置管。

（4）宜选择肘部或上臂静脉作为穿刺部位，应避开肘窝、感染及损伤的部位。

（5）有血栓史、血管手术史的静脉不应进行置管；放疗部位不宜置管。

（6）测量长度应准确，避免导管进入右心房引起心律失常。

（7）超声下评估血管时，注意严格区分动、静脉，避免误穿动脉。

（8）导丝在体外要预留至少 15 cm，避免滑入体内。

（9）送管速度每次不超过 1 cm，送管过快可引起血管内膜损伤，增加静脉炎、静脉血栓发生率。

（10）如遇送管困难，不可强行送管。

（11）撤孔巾时勿牵拉导管，以防导管脱出。

三、PICC 拔管流程

【物品准备】

物品名称	数量	物品名称	数量
治疗车	1	皮肤消毒剂（75％乙醇溶液、2％葡萄糖酸氯己定或含碘消毒剂）	1
治疗盘	1	弯盘	1
无菌手套	1	一次性无菌换药包	1
无菌垫巾	1	无菌透明敷贴	1
止血带	1	棉签	1
医嘱单	1	卷尺	1
维护手册	1	快速手消毒液	1
医疗废物处置桶	1		

【操作流程】

（1）PICC 拔管前准备：

1）人员准备：护士衣帽整齐，流动水洗手，戴口罩。

2）核对医嘱：核对 PICC 拔管医嘱，查对患者 PICC 档案。

3）操作前评估：操作者评估患者心理状态，有无拔管禁忌（静脉血栓急性期禁止拔管），查对患者 PICC 维护手册，了解导管置入长度、既往穿刺点局部情况、穿刺时间及最后一次维护时间等。

4）讲解 PICC 拔管相关知识：此次操作的目的及拔管后注意事项。

（2）患者准备：取得患者或其家属同意，指导患者心情放松，减少因心理紧张所致的血管收缩，甚至痉挛。

（3）操作步骤：

1）操作者再次核对医嘱单，核对患者身份及腕带信息（姓名、床号、住院号等）。了解患者情况（是否有皮肤消毒剂、胶布过敏史）。

2）向患者做好解释工作，以取得配合，协助患者取坐位或平卧位，将置管侧上肢外展，与身体成 45°～90°角摆放，上肢低于心脏水平。

3）测量臂围，与原始资料核对（图4－25）。

4）洗手，再次查对。

5）打开一次性无菌换药包，铺无菌垫巾于置管侧手臂下，将止血带放置于上肢下方，如果导管断裂做紧急处理。

6）评估穿刺点局部情况，检查导管刻度。

7）揭去敷贴，洗手。

8）穿刺点消毒：用75％乙醇消毒距穿刺点

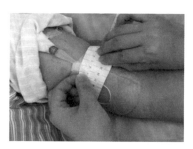

图4－25　测量臂围

1 cm处皮肤，按顺时针、逆时针、顺时针方向消毒3遍，避开穿刺点和导管；75％乙醇待干后，用2％葡萄糖酸氯己定或含碘消毒剂以穿刺点为中心，按顺时针、逆时针、顺时针方向消毒3遍。消毒范围为穿刺点上下10 cm（图4－26）。

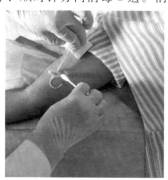

a. 酒精脱脂消毒

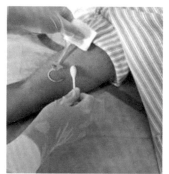

b. 含碘消毒剂消毒

图4－26　穿刺点消毒

9）戴无菌手套，右手拇指及示指捏持导管，适当用力缓慢、匀速向外拔出，每次向外拔出2～3 cm之后，手指前移至靠近穿刺点导管处，再向外拔出（图4－27）。

10）导管即将完全拔出前，嘱患者屏气。导管完全拔出后立即按压穿刺点5～10 min，至无活动性出血为止，穿刺点用无菌透明敷贴覆盖（图4－28）。

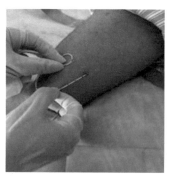

图4－27　拔出导管

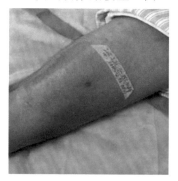

图4－28　无菌透明敷贴固定

11）询问患者有无不适，检查拔出导管的完整性（图4－29），整理用物。脱手套，洗手。

12）告知患者注意事项，填写维护手册，详细记录拔管过程。

（4）注意事项：

1）PICC拔管应在完成治疗需要、留置时间已达1年或出现导管相关性血流感染、无法治疗的并发症时。

2）拔管操作前应查看患者维护手册，了解患者留置导管既往史。

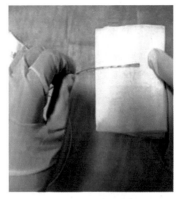
图4－29　检查导管完整性

3）做好解释工作，教会患者放松技巧。

4）严格无菌技术操作，避免穿刺点感染。

5）拔管时应缓慢、匀速。如遇阻力，应立即停止拔管，不可强行拔出导管，以免导管断裂。可局部湿热敷20～30 min，再缓慢拔除导管。如仍有阻力，可拍摄胸部正位片，必要时行介入术取出导管。

6）导管拔出过程中，勿按压穿刺点，以免造成导管表面可能附着的血栓或纤维蛋白鞘遗留在血管内造成栓塞。

7）导管拔出后严格检查导管的完整性，核对导管长度，确定导管全部拔出。若导管不完整，立即在穿刺点上方扎止血带，指导患者立即制动，并通知医生，拍摄胸部正位片，确认导管在体内有无残留，必要时行介入术取出导管。

8）如穿刺点感染，拔管后应给予局部处理。

9）如怀疑导管相关血流感染，应无菌剪去导管尖端5 cm进行细菌培养，拔管时应避免污染导管。

四、护理要点

（1）督促并指导患者置管侧肢体进行正常的活动。避免置管侧肢体提重物、过度外展、上举、旋转运动；避免长时间压迫置管侧肢体。

（2）应保持穿刺部位局部清洁干燥，无菌透明敷贴应在置入导管后第一个24 h更换，以后应至少每7 d更换一次，无菌纱布敷料至少每2 d更换一次；当敷贴被污染（或可疑污染）、潮湿、卷边、松动、脱落时应立即更换敷贴。

（3）穿刺部位如发生渗液、渗血、出血时，应及时更换敷料，可在穿刺点处放置小方纱，并加压包扎，48 h内更换。

（4）用拇指轻压穿刺点，沿四周0°或180°松解透明敷贴，自下而上去除原有透明敷贴，以免将导管带出体外。

（5）更换敷料时，严格执行无菌操作和手卫生操作规程。先乙醇消毒3遍，避开穿刺点和导管，再用 2% 葡萄糖酸氯己定或含碘消毒剂消毒 3 遍，以穿刺点为中心消毒范围 20 cm×20 cm，顺时针方向和逆时针方向交替进行，勿留缝隙，待干。

(6) 10 cm×12 cm 无菌透明敷贴无张力放置，以穿刺点为中心固定，导管外露部分覆盖在无菌敷贴下，导管塑形，粘贴牢固。

(7) 穿刺点有结痂时，手法要轻柔，勿强行去除干痂，以免造成穿刺点再次出血。

(8) 观察穿刺点有无红肿、疼痛、硬结、渗出，皮温及皮肤颜色有无变化，如有及时处理。

(9) 采用脉冲式冲管，勿暴力冲管，正压封管，手法要正确。

(10) 无针密闭输液接头需用含碘消毒剂多方位用力摩擦，时间大于 15 s。

(11) 给药前后均用 10 mL 生理盐水脉冲式冲洗导管，输液后正压封管。输入脂肪乳等高浓度液体后，用 20 mL 生理盐水脉冲式冲管，再连接其他液体。

(12) 治疗间歇期每 7 d 冲封导管一次。如液体滴速明显减慢应及时查明原因并处理。如遇阻力或抽吸无回血，应进一步确定导管的通畅性。如推注生理盐水不畅，不可强行推注。

(13) 抽吸回血时用力适度，不可将回血抽吸至输液接头及注射器内。

(14) 留置普通前端开口式导管时，建议使用带拇指夹的输液接头。

(15) 留置双腔 PICC 导管患者，治疗间歇期，应夹闭导管头端的拇指夹。冲管时必须使用两个单独的 10 mL 注射器同时冲洗两个管腔。

(16) 禁止将胶布直接贴到导管上。

(17) 禁止将体外导管部分人为移入体内。

(18) 禁止使用小于 10 mL 的注射器冲管、封管、给药。

(19) 普通导管禁用于高压注射泵推注造影剂。耐高压导管可行高压推注造影剂。

(20) PICC 拔管应在完成治疗需要、留置时间已达 1 年或出现导管相关性血流感染、无法治疗的并发症时。

(21) 拔出导管时严格无菌技术操作，应缓慢、匀速。如遇阻力，应立即停止拔管，不可强行拔出导管，以免导管断裂。可局部湿热敷 20～30 min，再缓慢拔出导管。如仍有阻力，可拍摄胸部正位片，必要时行介入术取出导管。

(22) 导管拔出过程中，勿按压穿刺点，以免造成导管表面可能附着的血栓或纤维蛋白鞘遗留在血管内造成栓塞。

(23) 导管拔出后严格检查导管的完整性，核对导管长度，确定导管全部拔出。若导管不完整，立即在穿刺点上方扎止血带，指导患者立即制动，并通知医生，拍摄胸部正位片，确认导管在体内有无残留，必要时行介入术取出导管。

五、患者教育

（1）导管留置期间，不影响穿刺手臂的正常活动，可以从事一般性日常工作、家务劳动、体育锻炼，如洗脸、刷牙、煮饭、洗碗、扫地、散步、打太极拳等。但需避免活动过度、提过重的物体，或做引体向上、托举哑铃、拄拐等持重锻炼。肘部关节避免剧烈运动。

（2）适当进行穿刺侧手臂活动，每日使用握力器5次，每次握30下，增加血液循环。如患者无自主活动，看护应按摩术肢的前臂及协助旋腕活动。

（3）睡眠或输液时，保持舒适体位，置管侧手臂自由摆放，避免长时间压迫穿刺手臂，致血流缓慢。

（4）宜穿着袖口宽松的衣服，避免更衣时牵拉出导管。穿衣时先穿置管侧衣袖，再穿健侧衣袖；脱衣时先脱健侧衣袖，后脱置管侧衣袖。

（5）携带导管可以淋浴，避免盆浴。淋浴前可使用小干毛巾包裹在敷贴外，再用塑料保鲜膜在毛巾外包裹，缠绕2～3圈，上、下两端用胶布贴紧。淋浴后检查敷贴下有无潮湿或汗液，如有潮湿应及时更换无菌透明敷贴。禁止游泳等浸泡到无菌区域的活动。

（6）保持穿刺部位局部清洁干燥，不可擅自撕下敷贴。透明敷贴应在置入导管后第一个24 h更换，以后每周更换一次。当敷贴被污染（或可疑污染）、潮湿、卷边、松动、脱落时应到正规医院维护。

（7）输液时注意观察滴速，发现在无人为改变的情况下滴速明显减慢、不滴，或发现导管体外部分在输液时出现漏液现象，应及时通知护士查明原因，进行妥善处理。

（8）观察穿刺点周围有无发红、发热、疼痛、肿胀、渗血、渗液，沿穿刺静脉有无疼痛、发红或静脉条索状改变，如有异常应及时联系护士。

（9）发现导管内有回血时，应及时通知护士冲管。

（10）发现导管外移或脱出时，应及时通知护士，并行胸部X线定位。严禁将导管外露部分再次送入体内。

（11）若接头不慎脱落或体外导管破损、断裂时，应立即在导管断裂处上方或靠近穿刺点处将导管折起，用胶布固定，保留断裂的导管，及时通知护士。

（12）发现置管侧的手、手臂和颈部发生肿胀或输液时不适感加重，应及时通知护士，并行超声检查。

（13）患者出现心悸、气促、胸闷，应立即通知护士。

（14）体温大于38 ℃，应立即通知护士。

（15）如因对敷贴过敏等原因而必须使用通透性更高的敷料（如纱布）时，请相应缩短更换敷料和消毒穿刺点的时间。

（16）置管侧手臂避免测血压及静脉穿刺。

（17）当做 CT 或磁共振检查时，请提醒医生勿通过 PICC 高压推注造影剂。耐高压导管可行高压推注造影剂。

（18）若留置双腔导管，必须使用导管固定装置固定导管。

（19）治疗间歇期每周一次由专业护理人员对 PICC 进行冲封管、更换敷贴、更换无针密闭输液接头等维护。

（20）家长应嘱咐并监督患儿勿玩弄导管体外部分，以免损伤导管或将导管拉出体外。

（21）患者出院后若不能及时回置管医院进行维护、治疗时，患者及其家属勿自行维护，请在当地的正规医院由专业护士进行导管维护。

（22）告知患者每次维护时需携带 PICC 维护手册。

（23）治疗结束后由医生决定是否拔出导管。导管留置时间达 1 年者，即使无任何并发症，也应到正规医院由专业护士拔出导管。

（24）导管拔出后告知患者 48 h 后方可揭去敷贴。穿刺点未完全愈合前，保持穿刺点局部清洁干燥，以免发生感染。如穿刺点潮湿，应及时消毒处理。

（25）拔管后 24 h 内尽量避免沐浴，如沐浴可用塑料保鲜膜缠绕 2～3 圈，避免穿刺点潮湿。

（26）导管拔出后置管静脉与外界相通，吸气时胸腔呈负压状态，应避免上肢反复弯曲等剧烈活动，以免发生空气栓塞。

第四节　中心静脉导管

【目的】

（1）测定各种生理学参数。

（2）为静脉输液治疗提供直接便利途径。

（3）用于大手术和危重患者的救治。

（4）监测中心静脉压。

（5）衡量右心泵血功能。

（6）经导管安装临时起搏器。

（7）漂浮导管（Swan－Ganz 导管）。

（8）肠外营养（TPN）。

一、适应证与禁忌证

【适应证】

(1) 体外循环下各种心血管手术。

(2) 估计术中将出现血流动力学变化较大的非体外循环手术。

(3) 严重外伤、休克及急性循环衰竭等危重患者的抢救。

(4) 需长期高营养治疗或经静脉抗生素治疗。

(5) 静脉放置临时或永久心脏起搏器。

(6) 持续性血液滤过。

【禁忌证】

(1) 凝血功能异常或近期有血栓形成病史。

(2) 穿刺血管引流区域有恶性病变、感染或有外伤。

(3) 穿刺血管解剖位置异常,以及有严重肺气胸。

(4) 躁动不安极不配合者。

二、穿刺操作流程

【术前评估】

(1) 患者能否配合。

(2) 是否有可以供置管用的中心静脉:颈内静脉、锁骨下静脉。

(3) 根据条件选择患者的体位和穿刺部位。

(4) 必要时可采用超声定位或超声引导穿刺。

(5) 操作可在手术室或治疗室内进行。

(6) 操作应由经过培训的专业医生完成。

【物品准备】

物品名称	数量	物品名称	数量
碘伏消毒液	1	无菌手套	2
静脉穿刺包(含消毒刷3个、无菌纱布5块、导丝、蓝空针、"Y"形针头、扩张器、5 mL注射器、蝶形夹、肝素帽、缝皮针、缝线、尖刀片)	1	10 cm×12 cm透明敷贴	1
250 mL 0.9%氯化钠注射液	1	肝素稀释液(100 IU/mL)	1
一次性无菌手术衣	2	2%利多卡因(5 mL)	1

(一) 颈内静脉置管操作流程

右颈内静脉与无名静脉和上腔静脉几乎成一直线且右侧胸膜顶低于左侧,右侧无胸导管，故首选右颈内静脉置管。根据穿刺点的不同分前、中、后三种路径，以中路法最为常用。

1. 前路法

（1）定位：胸锁乳突肌前缘向内推开颈总动脉，胸锁乳突肌前缘中点（即喉结/甲状软骨上缘水平），触及颈总动脉，旁开 $0.5\sim1.0$ cm。

（2）进针：针干与皮肤进针点在人体冠状面成 $30°\sim45°$ 角，针尖指向同侧乳头，胸锁乳突肌中段后面进入颈内静脉。此路径位置高，颈内静脉深，合并气胸机会少，但易误入颈总动脉。

2. 中路法

（1）定位：胸锁乳突肌三角（以胸锁乳突肌的锁骨头、胸骨头和锁骨形成的三角区）的顶端作为穿刺点，距锁骨上缘 $3\sim5$ cm，颈总动脉前外侧。

（2）进针：锁骨内侧端上缘切迹作为骨性标志，颈内静脉正好经此下行与锁骨下静脉汇合。穿刺时左拇指按压此切迹，在其上方 $1\sim1.5$ cm 处进针，针干与皮肤成 $30°\sim45°$ 角，针尖略偏外。此路径颈内静脉较浅，穿刺成功机会大。

3. 后路法

（1）定位：胸锁乳突肌外侧缘中、下 1/3 交点作为进针点（锁骨上缘 $3\sim5$ cm）。

（2）进针：针干呈水平位，在胸锁乳突肌的深部，指向胸骨柄上窝。

4. 颈内静脉穿刺置管操作方法

（1）器材准备：$20\sim40$ mg/dL 肝素生理盐水冲洗穿刺针、扩皮器及双腔管。

（2）体位：以右颈内静脉穿刺为例，患者去枕平卧，头转向左侧，肩背部垫一薄枕，取头低位 $10°\sim15°$。

（3）穿刺点选择中路法进针部位。

（4）常规消毒，戴无菌手套，铺无菌洞巾，用 $0.5\%\sim1\%$ 利多卡因做穿刺点局麻。

（5）用含一定量生理盐水注射器连接穿刺针，穿刺针与皮肤进针点在人体冠状面成 $30°\sim45°$ 角，针尖指向同侧乳头，进针过程中边进边回抽。有突破感后如见暗红色回血，说明针尖已进入静脉内。

（6）进针深度一般为 $1.5\sim3$ cm，肥胖者为 $2\sim4$ cm；置管长度男性为 $13\sim15$ cm，女性为 $12\sim14$ cm，小儿为 $5\sim8$ cm。

（7）保持穿刺针固定，由导丝口送入导丝。

（8）导丝进入 $15\sim20$ cm 后拔出穿刺针，将导丝留在血管内。

（9）沿导丝将扩皮器送入皮下扩皮，如皮肤或皮下组织较紧，可以小尖刀侧切小口。

（10）拔出扩皮器，将已预冲肝素生理盐水的导管沿导丝插入颈内静脉，导管进入后即拔出导丝，关闭静脉夹。

（11）回抽见回血后，10 mL 生理盐水冲洗导管，肝素生理盐水 2～3 mL 封管，连接肝素帽或输液接头。

（12）用皮针与缝线将导管颈部的硅胶翼与皮肤缝合，固定导管，再以敷料覆盖包扎。

（13）建议置管后行胸部 X 线摄片，了解导管位置。

（二）经皮锁骨下静脉置管操作流程

由于该方法并发症严重，一般不推荐应用。

1. 优点

（1）不易感染，可保持较长时间。

（2）活动不受限，易于固定，不外露，患者耐受性好。

（3）血流量较高。

2. 缺点

（1）穿刺技术难度较高。

（2）并发症严重。

3. 操作方法

（1）锁骨下径路：

1）体位：上肢垂于体侧并略外展，肩后垫小枕（背曲），使锁肋间隙张开，头转向对侧。

2）穿刺点定位：锁骨中、外 1/3 交界处，锁骨下 1.0 cm。

3）皮肤消毒：按胸部手术要求消毒皮肤上至发际，下及全胸与上臂，铺孔巾。

4）穿刺：先用 0.5%～1% 利多卡因做穿刺点局麻，右手持连接注射器的穿刺针，保持针尖向内偏向头端直指锁骨胸骨端的后上缘进针，针干与皮肤表面成 25°～30° 角，进针 3～5 cm。其余步骤同颈内静脉穿刺置管操作方法。

（2）锁骨上径路：

1）体位：肩部垫小枕，头转向对侧，暴露锁骨上窝。

2）穿刺点定位：胸锁乳突肌锁骨头外侧缘，锁骨上约 1.0 cm。

3）穿刺：针干与锁骨或矢状切面成 45° 角，在冠状面针干呈水平或略前偏 15°，朝向胸锁关节进针 1.5～2.0 cm。其余步骤同颈内静脉穿刺置管操作方法。

4. 注意事项

（1）尽量保持穿刺针与胸壁呈水平位，贴近锁骨后缘。

（2）锁骨下静脉走行弯曲，扩张器扩皮时进入血管不宜过深，一般以 2～3 cm 为宜，以免损伤血管。

（3）锁骨下静脉与颈内静脉夹角较大，甚至接近直线，因而导丝容易进入头部颈内静脉，此时患者可能感觉到同侧颈部或耳部不适，此种情况下应退出导丝5～10 cm，再轻柔地重新插入。

（4）如有条件，可用超声引导插管，以提高成功率，减少并发症。

（三）经皮股静脉置管操作流程

1. 优点

（1）操作简单、安全。

（2）适用于需紧急抢救、神志不清、不能主动配合及不能搬动的患者。

2. 缺点

（1）邻近外阴、肛门，易污染，感染率较高，保留时间短。

（2）易误穿入股动脉。

（3）导管易折，且不易固定。

（4）下肢活动相对受限。

3. 操作方法

（1）腹股沟穿刺处常规备皮。

（2）体位：患者仰卧位，屈膝、大腿外旋外展 45°，特殊患者如心力衰竭，不能平卧可采用半卧位。完全坐位或前倾位则不宜行股静脉置管。

（3）穿刺点选择腹股沟韧带下 2～3 cm，股动脉内侧 0.5～1 cm 处。

（4）常规消毒：戴无菌手套，铺无菌孔巾，用 0.5%～1% 利多卡因做穿刺点局麻。

（5）用含一定量生理盐水注射器连接穿刺针，穿刺针与皮肤进针点在人体冠状面约成 45°角，针尖沿大腿长轴方向，进针过程中边进边回抽。有突破感后如见暗红色回血，说明针尖已进入静脉内。其余步骤同颈内静脉穿刺置管操作方法。

三、CVC 拔管操作流程

【物品准备】

物品名称	数量	物品名称	数量
碘伏消毒液	1	无菌手套	1
棉签	1	10 cm×12 cm 透明敷贴	1
无菌拆线包	1	治疗盘	1

【操作流程】

（1）CVC 留置时间为 2 周，应监测导管穿刺处皮肤情况，并根据患者病情、导管类型、留置时间、并发症等因素进行评估，适时拔管。

（2）协助患者平卧位，在无菌条件下，无张力法由外向内揭开无菌敷料，碘伏消毒穿刺处皮肤，消毒面积大于 10 cm×10 cm。

（3）用无菌剪刀拆除管道缝线，嘱患者深吸气，拔管时动作要轻柔，避免折断导管。拔管后局部按压时间大于 10 min，直至无出血。再次碘伏消毒穿刺处皮肤，无菌敷料覆盖。

（4）嘱患者卧床休息 30 min，拔管后应检查导管的完整性，穿刺点应保持 24 h 密封，并注意观察有无拔管综合征，必要时心电监护。

四、护理要点

（1）严格无菌操作，避免机械性损伤。

（2）穿刺前评估安全性，做血凝试验、血常规检查，有条件者做炎性因子检查。

（3）拔管前后检查导管长度，了解导管是否断裂，如有断裂，则通知医生，紧急处理。

（4）拔管后局部加压包扎压迫 15～20 min。用无菌纱布覆盖穿刺点，使用透明敷料固定，保持穿刺点 24 h 密闭。

五、患者教育

（1）保持局部皮肤清洁、干燥，如有出汗等潮湿应及时更换。

（2）局部皮肤如有瘙痒，禁忌搔抓，防止感染。

（3）如果局部出现疼痛、体温升高应及时告诉护士。

（4）做好患者心理疏导工作，减轻患者焦虑紧张。

第五节　静脉输液港

【目的】

（1）进行输注药物、补液、营养支持、输血等治疗，同时也可以用于血样采集。

（2）通过使用无损伤针穿刺输液港即可建立输液通道，减少反复静脉穿刺的痛苦和难度。

一、适应证与禁忌证

【适应证】

（1）需长期或重复静脉输注药物的患者。

（2）进行输血、抽血，营养液、一般药物或化疗药物的输注。

【禁忌证】

（1）任何确诊或疑似感染，菌血症或败血症。

（2）患者体形不适合植入式输液港的尺寸。

（3）患者确诊或疑似对输液港材料有过敏反应。

二、蝶翼针穿刺操作流程

【物品准备】

物品名称	数量	物品名称	数量
一次性蝶翼无损伤针	1	无菌棉球	5
75％乙醇棉球	5	胶布	1
碘伏消毒液	1	无菌手套	2
250 mL 0.9％氯化钠注射液	1	肝素稀释液（100 IU/mL）	1
20 mL 注射器	3	无针密闭输液接头	2
静脉输液港维护包（含弯盘1个、小药杯2个、镊子3把、弯钳1把、纱布2块、气切纱布2块）	1	10 cm×12 cm 透明敷贴	1

【操作流程】

（1）评估：

1）评估操作环境，适合无菌操作。

2）评估患者心理状态、合作程度，了解患者情况（是否有皮肤消毒剂、胶布过敏史）。

3）评估输液港座周围皮肤情况（是否有红、肿、疼痛），触摸输液港座及导管锁判断有无异常情况，确定合适的穿刺点位置（图4－30）。

（2）人员准备：护士衣帽整齐，流动水洗手，戴口罩。

（3）查对：

1）核对患者身份（姓名、床号、腕带）。

2）向患者解释操作目的及方法，协助患者取舒适体位。

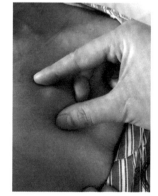

图4－30 评估患者

3）协助患者平卧位，头偏向非置管侧，充分暴露待消毒部位，注意保护患者隐私。

4）再次核对患者身份，洗手。

（4）消毒、准备物品：

1）打开输液港维护包，投递所需无菌物品，戴无菌手套（图4-31）。

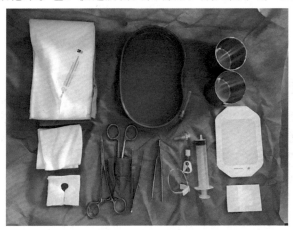

图4-31　准备物品

2）消毒（以顺时针、逆时针、顺时针方向消毒皮肤，以输液港座为中心点向外旋转消毒直径范围10 cm，用乙醇棉球消毒皮肤3遍，待干后用碘伏棉球消毒3遍）（图4-32），充分待干，脱去手套，洗手后戴无菌手套，铺无菌孔巾（图4-33）。

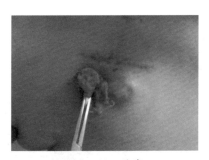

图4-32　消毒

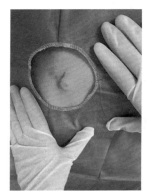

图4-33　铺巾

3）用20 mL注射器抽吸生理盐水冲洗蝶翼无损伤针及输液接头。

4）剪纱布备用（纱布大小为与两侧蝶翼针翼平齐的正方形大小，如果是新留置静脉输液港患者，切口未愈合，纱布以能覆盖切口为宜，开叉备用，留观察窗）。

（5）穿刺：

1）触摸输液港座及导管锁，确定港座边缘，定位。用非主力手的拇指、示

81

指和中指固定注射座，将输液港座拱起，主力手持无损伤针，自三指中心位置垂直刺入，穿过隔膜，直达注射座底部（90°角进针，见图4-34，针尖斜面与延长管方向相反，在一条直线上，见图4-35）。穿刺后抽回血，确认针头在输液港座内及导管通畅后，用20 mL生理盐水脉冲式冲管（注意观察患者有无不适症状，液体有无外渗情况），用肝素稀释液（100 IU/mL）5 mL正压封管的同时夹闭小夹子。

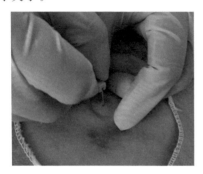 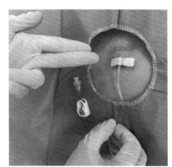

图4-34　90°角进针穿刺　　　　图4-35　蝶翼针与延长管在一条直线上

2）在蝶翼无损伤针下方垫开叉小纱布，根据实际情况选择厚度（蝶翼水平即可）（图4-36）。

（6）固定：

1）以穿刺点为中心塑形后用10 cm×12 cm透明敷贴固定（如输液港座在前胸壁锁骨下窝，向置管侧"U"形固定，港座位于靠近腋窝处或其他处，沿针尾向上"L"形固定），注意无张力固定。

2）在胶布上填写穿刺时间、拔针时间、操作者姓名。再次查对（图4-37）。

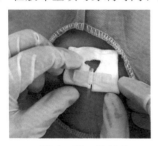 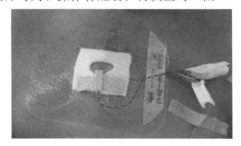

图4-36　垫纱布　　　　　　　　　图4-37　固定

3）脱手套，洗手，患者取舒适卧位。

4）向患者讲解相关注意事项。

5）终末处理，洗手，填写输液港维护记录单。

三、拔出蝶翼无损伤针操作流程

【物品准备】

物品名称	数量	物品名称	数量
75％乙醇棉球	8	胶布	1
碘伏消毒液	1	无菌手套	2
一次性换药包（含弯盘1个、镊子2把、纱布数块、棉球数个）	1	10 cm×10 cm无纺布自粘性伤口敷料	1
250 mL 0.9％氯化钠注射液	1	肝素稀释液（100 IU/mL）	1
20 mL注射器	3		

【操作流程】

（1）评估：

1）评估操作环境，适合无菌操作。

2）评估患者心理状态、合作程度，了解患者情况（是否有皮肤消毒剂、胶布过敏史）。

3）评估输液港座周围皮肤情况（是否有红、肿、疼痛），蝶翼无损伤针连接情况，以及敷料是否完好。

（2）人员准备：护士衣帽整齐，流动水洗手，戴口罩。

（3）查对：

1）核对患者身份（姓名、床号、腕带），蝶翼无损伤针拔出时间。

2）向患者解释操作目的及方法，协助患者取舒适体位。

3）协助患者平卧位，头偏向非置管侧，充分暴露待消毒部位，注意保护患者隐私。

4）再次核对患者身份、蝶翼无损伤针拔出时间，洗手。

（4）消毒、冲封管、准备物品：

1）无张力方式撕除敷贴（图4－38），检查局部情况。

2）洗手，打开一次性换药包，投递所需无菌物品。

3）戴无菌手套，消毒（捏起无损伤针蝶翼及导管部分以顺时针、逆时针、顺时针方向消毒皮

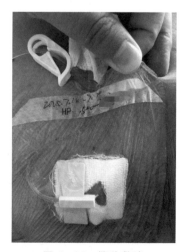

图4－38 撕除敷贴

肤，以穿刺点为中心向外旋转消毒直径范围10 cm，用乙醇棉球消毒皮肤 3 遍，待干后用碘伏棉球消毒 3 遍），充分待干（图 4－39）。

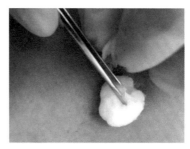

图 4－39　消毒

4）用乙醇棉球消毒无针密闭输液接头，用20 mL 注射器抽吸 10 mL 生理盐水，连接无针密闭输液接头，抽到回血后脉冲方式冲管（注意观察患者有无不适症状，液体有无外渗情况），然后用肝素稀释液（100 IU/mL）5 mL 正压封管的同时夹闭小夹子。

（5）拔出蝶翼无损伤针：

1）用非主力手的拇指、示指持无菌纱布固定注射座，主力手持无损伤针蝶翼迅速垂直拔出，拔出无损伤针的同时用无菌纱布按压穿刺点 2～3 min，再次用碘伏消毒液消毒穿刺点及周围皮肤，充分待干（图 4－40）。

2）检查蝶翼无损伤针针头的完整性（图 4－41）。

（6）固定：

1）用 10 cm×10 cm 无纺布自粘性伤口敷料覆盖穿刺点及注射座，注意无张力固定。

2）在胶布上填写拔针时间、操作者姓名，再次查对，无菌敷料保留 24 h 以上（图 4－42）。

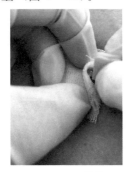

图 4－40　拔针

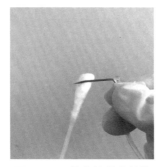

图 4－41　检查针的完整性

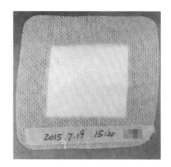

图 4－42　贴敷料

3）脱手套，洗手，患者取舒适卧位。

4）填写输液港随访记录本，嘱患者妥善保存，并向患者讲解相关注意事项。

5）终末处理，洗手，记录。

四、护理要点

（1）输液港穿刺必须使用蝶翼无损伤针，蝶翼无损伤针最长可使用 7 d。

（2）严格无菌操作。

（3）穿刺时垂直进针，尽量避开前次穿刺处针眼。

（4）每次输液时必须回抽，确认有回血方可使用。

（5）输液港贴膜如有卷边等情况需及时更换。

（6）一次性蝶翼无损伤针蝶翼下方必须垫无菌纱布，纱布为正方形，大小与两侧蝶翼针翼平齐，厚度使蝶翼保持水平即可。

（7）拔蝶翼无损伤针前消毒时注意避免无损伤针频繁摆动。

（8）拔蝶翼无损伤针时嘱患者屏气。

（9）拔蝶翼无损伤针后用无菌纱布按压穿刺点 2～3 min，若患者凝血功能下降或使用抗凝药物应延长按压时间。

五、患者教育

（1）植港部位避免猛烈撞击。

（2）日常生活中避免患者及其家属牵拉无损伤针，以免脱出。

（3）伤口如有渗血、疼痛、肿胀，应及时告知责任护士或医生。出现肩部、颈部及同侧上肢水肿疼痛时，应立即告知医生或返院检查。

（4）日常生活如常，但植港侧肢体避免做反复剧烈牵拉运动（如打羽毛球等）。

（5）待伤口完全愈合，拔针 24 h 后可自行撕除敷贴，3 d 后可以洗澡，但避免大力揉搓放置输液港座的部位。

（6）如治疗间歇期较长，应至少 28 d 返院维护冲洗管道一次。

（7）输液港如无并发症可使用 5 年以上（穿刺隔可反复穿刺 1 000 次以上）。

（8）输液港无损伤针最多留置 7 d，如需继续用药，需先拔出后重新穿刺。

（9）新植港后港座周围皮肤如出现紫斑，不用紧张，1～2 周后可自行吸收。

（10）保持植港部位周围皮肤清洁、干燥，防止感染。

第六节　其他操作技术

一、静脉采血

【目的】

采集、留取静脉血标本，协助临床诊断疾病，为临床治疗提供依据。

（一）静脉采血操作流程

【物品准备】

物品名称	数量	物品名称	数量
注射盘	1	止血带	1
治疗巾	1	注射用小垫枕	1
碘伏消毒液	1	胶布	
一次性针头或一次性静脉输液钢针	2	棉签	1
标本容器（试管、密封瓶）	1	速干手消毒液	1
真空采血管	1	真空采血器	1
一次性注射器（规格视血量而定）	1	检验单（标明科室、姓名、床号、标本类型及采集时间）	1

【操作流程】

（1）评估患者：

1）评估患者病情、治疗情况、意识状态、肢体活动能力。

2）询问、了解患者有无情绪变化如紧张、焦虑等，是否按照要求进行采血前准备，如是否空腹、运动、吸烟、饮酒及使用特殊药物等。

3）评估患者血管的充盈度和弹性，以及采血处局部皮肤有无水肿、硬节、瘢痕、伤口等。

（2）人员准备：

1）护士衣帽整齐，修剪指甲，流动水洗手，戴口罩。

2）患者了解采集静脉血标本的目的、方法、意义、注意事项及配合要点。

（3）查对：

1）将用物携至患者床旁，核对床号、姓名及腕带。

2）核对标本容器、标签及检验单，向患者说明目的及配合方法。

3）协助患者取合适体位，操作者进行快速手消毒。

（4）消毒、准备物品：

1）铺治疗巾，放好止血带，选择合适的静脉穿刺部位，评估穿刺部位皮肤与血管情况，避开静脉瓣、关节部位及有瘢痕、炎症、硬结的静脉。

2）消毒穿刺部位皮肤，以穿刺点为中心由内向外缓慢旋转，用力擦拭，消毒范围直径大于 5 cm，待干。

3）扎止血带，止血带尾端朝上，距穿刺点 8～10 cm（松紧度适宜，以放入两横指为宜）。

4）再次进行皮肤消毒，以穿刺点为中心由内向外缓慢旋转，用力擦拭，待干。

5）再次核对。

（5）穿刺采血：

1）真空采血器采血：

a. 嘱患者握拳，绷紧皮肤，持采血针在血管上方进针，直刺静脉。

b. 见回血后，插入真空采血管，抽取多管血标本时，按顺序依次插入真空采血管，同时注意固定采血针，防止其移动和脱出。

c. 抽血毕，松止血带，嘱患者松拳，把干棉签平行放置于穿刺点上方，迅速拔出针头，立即在穿刺点上方适当用力按压干棉签，直至止血（一般 1～3 min，服用抗凝药物或有出血倾向的患者适当延长按压时间）。

2）注射器采血：

a. 持一次性注射器或一次性静脉输液钢针在血管上方进针，直刺静脉，见回血后，抽取所需血量。

b. 抽血毕，松止血带，嘱患者松拳，把干棉签平行放置于穿刺点上方，迅速拔出针头，按压局部 1～2 min。

c. 将血液注入标本容器。

血培养标本：先除去密封瓶铝盖中心部分，常规消毒瓶塞，更换针头后将血液注入瓶内，轻轻摇匀。

全血标本：取下针头，将血液沿管壁缓慢注入盛有抗凝剂的试管中，轻轻摇动；使血液与抗凝剂充分混匀。

血清标本：取下针头，将血液沿管壁缓慢注入干燥试管。

（6）操作后处理：

1）将采血针或一次性注射器弃于利器盒内，脱去手套，快速手消毒，观察患者有无晕针等异常反应。

2）协助患者取舒适体位，再次核对化验单、患者、标本，整理用物，洗手。

3）标本及时送验，避免过度振荡。

4）必要时记录抽血时间、抽血量。

（二）护理要点

（1）严格执行查对制度和无菌操作原则。

（2）采集标本的方法、采血量和时间要准确。通常情况下采血时间以上午 7～9 时为宜。最好于晨起后 1 h 内采集。生化检验需空腹采集。细菌培养标本尽可能在使用抗生素前或伤口局部治疗前、高热寒战期采集。

（3）采血时，肘部采血不要拍打患者前臂，结扎止血带的时间以 1 min 为宜，过长可导致血液成分变化，影响检验结果。

（4）采血时只能向外抽，不能向静脉内推，以免注入空气，形成空气栓塞而造成严重后果。

（5）再次使用止血带应间隔 2 min 以上。使用止血带时，患者不要进行松紧拳头的动作。

（6）若患者正在进行静脉输液、输血，禁止在同侧手臂采血。接受乳房根治术和腋下淋巴结清扫术的患者应选健侧肢体进行采血。

（7）采全血标本时，须注意抗凝，血液注入容器后，立即轻轻旋转摇动 8～10 次，使血液和抗凝剂混匀。抽血清标本时，需用干燥注射器、针头和干燥试管，避免溶血。采集血培养标本时，除严格执行无菌操作外，还需检查培养基是否符合要求、瓶塞是否清洁等。血标本需要注入无菌容器中，不可混入消毒液、防腐剂及药物，以免影响结果。

（三）患者教育

（1）向患者或其家属说明采集血液标本的目的与配合要求。

（2）向患者解释空腹采血的意义，嘱咐其在采血前空腹。采血后，压迫止血 1～2 min。

（3）向患者及其家属说明如果在采集血标本前患者已使用抗生素，应向医护人员说明。

二、静脉注射

【目的】

（1）注入药物，用于药物不宜口服、皮下或肌内注射，需迅速发挥药效时。

（2）药物因浓度高、刺激性大、量多而不宜采取其他注射方法。

（3）进行诊断、试验检查时，由静脉注入药物，如为肝、肾、胆囊等 X 线摄片。

（4）用于静脉营养治疗。

（一）适应证与禁忌证

【适应证】

（1）药物不宜口服、皮下或肌内注射，需迅速发挥药效进行治疗的患者。

（2）需要进行某些注入药物的诊断性检查的患者。

【禁忌证】

（1）患者穿刺部位有炎症、肿瘤、外伤、瘢痕不适合静脉注射。

（2）有严重出血倾向、血小板明显减少或用肝素、双香豆素等进行抗凝治疗暂禁穿刺者。

（二）静脉注射操作流程

【物品准备】

物品名称	数量	物品名称	数量
治疗盘	1	无菌纱布	1
弯盘	1	止血带	1
棉签	1	注射用小枕	1
碘伏消毒液	1	注射卡	1
注射器（规格视药量而定）	2	胶布	1
6～9 号针头	2	药液按医嘱准备	
5.5 号或 7 号一次性静脉输液钢针	2		

【操作流程】

（1）评估：

1）评估操作环境，适合无菌操作。

2）评估患者的病情及治疗情况、意识状态、肢体活动能力，对给药计划的了解、认识程度及合作程度。了解患者情况（是否有碘伏、胶布过敏史）。

3）评估穿刺部位及周围皮肤情况（是否有红、肿、疼痛），静脉充盈度及血管壁弹性。

（2）人员准备：护士衣帽整齐，修剪指甲，流动水洗手，戴口罩。

（3）查对：

1）将用物携至患者床旁，核对床号、姓名及腕带。

2）向患者解释操作目的及方法，协助患者取舒适体位。

3）充分暴露待消毒部位，注意保护患者隐私。

4）洗手。

（4）选择合适静脉：

1）选择粗直、弹性好、易于固定的静脉，避开关节和静脉瓣。

2）以手指探明静脉走向及深浅。

3）对需长期注射者，应有计划地由小到大、由远心端到近心端选择静脉。

（5）垫小棉枕：在穿刺部位下方垫小棉枕。

（6）系止血带：在穿刺部位上方（近心端）约 6 cm 处扎紧止血带。

（7）常规消毒，待干。

（8）嘱患者握拳并进行二次核对。

（9）排尽空气。

（10）穿刺：以一手拇指绷紧静脉下端皮肤，使其固定。一手持注射器，示指固定针栓，针头斜面向上，与皮肤成 15°～30° 角自静脉上方或侧方刺入皮下，再沿静脉走向滑行刺入静脉，见回血，可再沿静脉走行进针少许。

（11）两松一固定：松开止血带，患者松拳，固定针头（如为一次性静脉输液钢针，用胶布固定）。

（12）缓慢注入药液：

1）注射对组织有强烈刺激性的药物，应另备抽有生理盐水的注射器，注射穿刺成功后，先注入少量生理盐水，证实针头确在静脉内，再换上抽有药液的注射器进行推药，以免药液外溢导致组织坏死。

2）根据患者年龄、病情及药物性质，掌握推注速度，并随时询问患者主诉，观察局部情况及病情变化。

（13）拔针按压：注射毕，将干棉签放于穿刺点上方快速拔出针头，按压片刻，或嘱患者屈肘。

（14）再次核对。

（15）操作后处理：

1）协助患者取合适卧位，整理床单位。

2）整理用物。

3）洗手，记录注射时间，药物名称、浓度、剂量，患者的反应等。

（三）护理要点

（1）严格执行查对制度和无菌操作制度。

（2）穿刺时针头斜面向上，尽量避开前次穿刺针眼。

（3）静脉注射对组织有强烈刺激性的药物，一定要在确认针头在静脉内后方可推注药液，以免药液外溢导致组织坏死。

（4）穿刺时应沉着，切勿乱刺，一旦出现局部血肿，立刻拔出针头，按压局部，另选其他静脉重新穿刺。

（5）肥胖患者，静脉位置较深，在摸清血管走行后由静脉上方进针，进针角度应稍加大。

（6）水肿患者，可沿静脉解剖位置，用手按揉局部，以暂时驱散皮下水分，使静脉充分显露后再行穿刺。

（7）脱水患者，血管充盈不良，穿刺困难。可做局部热敷、按摩，待血管充盈后再穿刺。

（8）老年患者皮下脂肪较少，静脉易滑动且脆性较大，针头难以刺入或易穿破血管对侧。注射时，可用手指分别固定穿刺段静脉上、下两端，再沿静脉走向穿刺。

（四）患者教育

（1）穿刺时嘱咐患者握拳，积极配合护士操作。

（2）在推注液体时，嘱患者如有不适应立即告知护士。

（3）快速拔针后嘱患者立即用拇指或鱼际采取大面积按压，力度不要太大，尽量抬高注射部位肢体。否则出现皮下瘀血会影响下次穿刺。

（4）嘱患者按压时切忌边按压边揉，否则会使已凝固的血管针眼处重新出血，产生皮下瘀血。

（5）按压穿刺点 3～5 min，观察有无出血。

（6）嘱患者按压后 30 min 内注射部位宜放置于腰部以上，以防止该处肢体因下垂，血管破口处压力增大而再次出血。

（7）穿刺部位如有渗血、疼痛、肿胀，应及时告知责任护士或医生。

（8）日常生活如常，无须特别注意。

三、静脉输血

【目的】

（1）补充血容量，增加有效循环血量，改善心肌功能和全身血液灌流，升高血压，增加心排血量，促进循环。

（2）纠正贫血，增加血红蛋白含量，促进携氧功能。

（3）补充各种凝血因子和血小板，改善凝血功能，有助于止血。

（4）补充血浆蛋白，增加蛋白质，改善营养状态，维持血浆胶体渗透压，减少组织渗出和水肿，保持有效循环血量。

（5）补充抗体、补体等血液成分，增强机体免疫力，提高机体抗感染的能力。

（6）排出有害物质，改善组织器官的缺氧状况，用于一氧化碳、苯酚等化学药物中毒。

（一）适应证与禁忌证

【适应证】

（1）各种原因引起的大出血。

（2）贫血或低蛋白血症。

（3）严重感染。

（4）凝血功能障碍。

【禁忌证】

急性肺水肿、充血性心力衰竭、肺栓塞、恶性高血压、真性红细胞增多症、肾功能极度衰竭及对输血有变态反应者。

（二）静脉输血操作流程

【物品准备】

物品名称	数量	物品名称	数量
一次性输血器	1	速干手消毒液	1
75％乙醇	1	胶布或输液敷贴	1
皮肤消毒液	1	手套	1
无菌棉签	1	生活垃圾桶	1
小垫枕	1	医用垃圾桶	1
止血带	1	弯盘	1
利器盒	1	观察卡	1

【操作流程】

（1）评估患者：

1）评估患者病情、治疗情况、意识状态、肢体活动度。

2）评估患者血管的充盈度和弹性，以及采血处局部皮肤有无水肿、硬节、瘢痕、伤口等。

（2）人员准备：

1）护士衣帽整齐，修剪指甲，流动水洗手，戴口罩。

2）患者了解静脉输血的目的、方法、意义、注意事项及配合要点。

（3）查对：将用物携至患者床旁，与另一位护士按照取血时的"三查八对"内容逐项进行检查和核对。

（4）建立静脉通道：按静脉输液法建立静脉通道，输入少量生理盐水。

（5）摇匀血液：以手腕旋转动作将血袋内的血液轻轻摇匀。

（6）连接血袋进行输血：戴手套，打开出血袋封口，常规消毒或用皮肤消毒液消毒开口处塑料管，将输血器针头从生理盐水瓶上拔下，插入血袋的输血接口，缓慢将血袋倒挂于输液架上。

（7）操作后查对：核对患者的床号、姓名、住院号、血袋（瓶）号（储血号）、血型、交叉配血试验结果、血液的种类、血量。

（8）控制和调节滴速：开始输入时宜慢，观察 15 min 左右，如无不良反应后再根据病情及年龄调节滴速。

（9）操作后处理：

1）安置卧位：撤去治疗巾，取出止血带和小垫枕，整理床单位，协助患者取舒适卧位。

2）将呼叫器放于患者易取处。

3）整理用物，洗手。

4）记录。

（10）续血时的处理：如果需要输入 2 袋以上的血液时，应在上一袋血液即将输尽时，常规消毒或用皮肤消毒液消毒生理盐水瓶塞，然后将针头从血袋中拔出，插入生理盐水瓶中，输入少量生理盐水，然后再按照与第一袋血相同的方法连接血袋继续输血。

（11）输血完毕后的处理：

1）用上述方法继续滴入生理盐水，直到将输血器内的血液全部输入体内再拔针。

2）关闭调节器，揭开胶布及无菌敷贴，用无菌干棉签或无菌棉球轻压穿刺点上方，快速拔出针头，局部按压至无出血为止。

3）血袋及输血器的处理：输血完毕后，用剪刀将输血器针头剪下放入利器盒中，将输血器管道放入医用垃圾桶中，将血袋放入双层医疗垃圾袋中并标明患者姓名、床号、住院号及时间，保留 24 h 后废弃。

4）洗手，记录。

（三）护理要点

（1）在取血和输血过程中，要严格执行无菌操作及查对制度。在输血前，一定要由两名护士根据需查对的项目再次进行查对，避免差错事故的发生。

（2）输血前后及两袋血之间需要滴注少量生理盐水，以防发生不良反应。

（3）血液内不可随意加入其他药品，如钙剂、酸性及碱性药品、高渗或低渗液体，以防血液凝集或溶解。

（4）输血过程中，一定要加强巡视，观察有无输血反应的征象，并询问患者有何不适。一旦出现输血反应，应立刻停止输血，并按输血反应进行处理。

（5）严格掌握输血速度，对年老体弱、严重贫血、心力衰竭患者应谨慎，滴速宜慢。

（四）患者教育

（1）在输血前告知患者输血的必要性及不良后果，获得患者的理解，并让其权衡利弊后在输血协议书上签字以减少日后纠纷。同时告诉患者目前输血安全性的现状，以及其对特定人群的确定适应证的疗效远高于危险性。

（2）向患者说明输血滴速调节的依据，告知患者勿擅自调节滴速。

（3）向患者介绍常见输血反应的症状和防治方法。并告知患者，一旦出现不适症状，应及时告知护士。

（4）向患者介绍输血的适应证和禁忌证。

（5）向患者介绍有关血型的知识、做血型鉴定及交叉配血试验的意义。

四、微量注射泵

【目的】

准确控制输液速度，使药物速度均匀、用量准确地输液。

（一）适应证与禁忌证

【适应证】

适用于给药非常精确、总量很少且给药速度缓慢或长时间用药速度均匀的药物输注。

【禁忌证】

目前尚无严格的禁忌证。

（二）微量注射泵输液操作流程

【物品准备】

物品名称	数量	物品名称	数量
注射盘	1	50 mL 注射器	1
一次性静脉输液钢针/外周静脉留置针	1	无菌纱布	1
止血带	1	无菌棉签	1
注射卡	1	胶布	1
微量注射泵	1	注射泵连接管	1

【操作流程】

（1）接通电源，根据医嘱调整好注射速度和注射时间。

（2）将已抽吸好生理盐水的注射器与一次性静脉输液钢针或外周静脉留置针相连，穿刺静脉，成功后固定一次性静脉输液钢针或外周静脉留置针。

（3）分离注射器与一次性静脉输液钢针，将固定在微量泵上的注射器延长管与一次性静脉输液钢针连接，按"开始"键启动注射泵，开始推注药液，注意随时观察患者的反应和药液输入情况。

（4）药液推注完毕，按"停止"键。拔针、按压、整理床单位。

（5）关闭注射泵，取下注射器，切断电源。

（6）洗手，记录。

（7）按消毒隔离原则处理用物，擦拭并消毒注射泵，备用。

（三）护理要点

（1）使用注射泵时应加强巡视，观察输液部位有无药液外渗、肿胀，局部皮肤颜色、温度，血管走向有无条索状红线等，若出现以上情况，应立即停止输液，及时更换注射部位。

（2）观察注射泵有无报警、工作状态及注射速度是否处于正常。

（3）需要换药物及改变注射速度时应及时记录，并做好交接班。嘱患者及其家属勿随意调节注射泵速度，以免出现不良后果。

（4）观察注射泵延长管及针头有无脱落，如疑被污染应立即更换。

（5）观察用药效果及不良反应，在治疗过程中若出现不良反应及时通知医生。

（四）患者教育

（1）告知患者输液侧肢体不要进行剧烈活动，防止药液外渗。

（2）告知患者及其家属不要随意搬动或者调节注射泵，保证用药安全。

（3）告知患者有不适感或者发现机器报警时要及时通知医护人员。

五、输液泵

【目的】

通过作用于输液导管达到控制输液速度，保证药物能够速度均匀、药量准确安全地输注。

（一）适应证与禁忌证

【适应证】

（1）输注静脉高营养药物、化疗药品、抗生素及血管活性药（多巴胺、多巴酚丁胺等）。

（2）注射各种特殊药物，如催产素、心血管药物硝普钠等。

（3）用于早产儿、新生儿的生理维持量、微量输液及输血等。

（4）持续输注麻醉药。

（5）在血液透析和体外循环时，输注抗凝剂。

【禁忌证】

不可用于静脉输血。

（二）输液泵操作流程

【物品准备】

物品名称	数量	物品名称	数量
输液泵	1	药物	1
输液架	1	输液观察卡	1
输液器	1	医嘱卡片	1
皮肤消毒液	1	治疗盘	1
棉签	1	弯盘	1
止血带	1	输液贴	1

【操作流程】

（1）评估：

1）评估操作环境，适合操作。

2）了解患者身体状况，评估病情。

（2）人员准备：护士衣帽整齐，流动水洗手，戴口罩。

（3）操作：

1）核对患者身份（姓名、床号、腕带）。

2）向患者解释操作目的及方法，取得患者合作。协助患者取舒适体位。

3）将输液泵固定在输液架上。

4）接通电源，打开电源开关。

5）按常规排尽输液管内的空气。

6）打开"泵门"，将输液管呈"S"形放置在输液泵的管道槽中，关闭泵门。

7）遵医嘱设定输液量及每小时输入量。

8）按常规进行静脉穿刺，成功后妥善固定。

9）确认输液泵设置无误后，按压"开始"键，启动输液。

10）当输液量接近预先设定的输液量限制时，输液量显示键闪烁，提示输液结束。

11）输液结束时，按压"停止"键，停止输液。

12）按压开关键，关闭输液泵，取出输液管。

（三）护理要点

（1）输液护士应了解输液泵的工作原理，熟练掌握其使用方法。

（2）在使用输液泵控制输液的过程中，护士应加强巡视。如输液泵出现报警，应查找可能的原因，如有气泡、输液管堵塞或输液结束等，并及时处理。

（3）注意观察穿刺部位皮肤情况，防止发生液体外渗，出现外渗及时给予相应处理。

（四）患者教育

（1）告知患者，在护士不在场的情况下，一旦输液泵出现报警，应及时按床头呼叫器，以便及时处理出现的问题。

（2）告知患者及其家属，不要随意调节输液泵，不要随意搬动输液泵，防止输液泵电源线因牵拉而脱落。

（3）告知患者输液侧肢体不要剧烈活动，防止输液管道被牵拉脱出。

（4）告知患者，输液泵内有蓄电池，患者如需如厕，可以按床头呼叫器请护士帮忙暂时拔掉电源线，返回后再重新插好。

六、经外周静脉置入中心静脉导管（PICC）堵塞溶栓

【目的】

溶解中心静脉导管中血栓，疏通中心静脉导管。

（一）适应证与禁忌证

【适应证】

血栓性导管堵塞。

【禁忌证】

非血栓性堵塞、机械性堵塞、有出血倾向患者。

（二）中心静脉导管堵塞溶栓操作流程

【物品准备】

物品名称	数量	物品名称	数量
10 mL 尿激酶溶液（10 000 u/mL）	1	10 mL 注射器	2
肝素盐水	1	输液接头	1
无菌治疗巾	1	无菌手套	1
250 mL 0.9%氯化钠注射液	1	导管标识	1
三通管	1		

【操作流程】

（1）导管不完全堵塞：

肝素盐水回抽法：将导管贴膜取下，同时取下输液接头，用 10 mL 注射器（内含 2～5 mL 肝素盐水）直接连接导管尾端，尽量回抽血凝块，回抽的过程中会有部分肝素盐水进入管腔，反复多次可以使血凝块溶解。

（2）导管完全堵塞：

1）注射器直接连接法：①配制溶栓药物。取 10 000 u 尿激酶 1 支加 0.9%氯化钠溶液 2 mL 稀释成 5 000 u/mL，用 10 mL 注射器抽取 5 000 u/mL 的尿激酶 2 mL，排净空气。②溶栓方法。含尿激酶注射器直接与导管连接（去掉输液接头），回抽注射器 5～6 mL 后，使导管内产生负压，夹闭导管，分离注射器，排净空气后连接导管夹然后轻轻放回注射器，连续回抽、回放几个来回，利用导管负压将尿激酶溶液置换进导管，保留 15～30 min 后再抽吸导管，如不通则继续重复几次。③溶栓后处理。通畅后，将导管内药物及溶解的陈旧血液抽取 2～3 mL 废弃，再用 0.9%氯化钠溶液脉冲式冲洗导管。

2）三通接头连接法：①配制溶栓药物。取 10 000 u 尿激酶 1 支加 0.9%氯化钠溶液 2 mL 稀释成 5 000 u/mL，用 10 mL 注射器抽取 5 000 u/mL 的尿激酶

2 mL 排净空气。②溶栓方法。含尿激酶注射器通过三通连接头导管，另一通道连接 10 mL 空注射器。先使导管与 10 mL 空注射器相通，回抽注射器 5～6 mL，使导管内产生负压，再使导管与尿激酶注射器相通，利用负压将尿激酶注入 PICC 内，保留 15～30 min 后再抽吸导管，如不通则继续重复几次。③溶栓后处理。通畅后，将导管内药物及溶解的陈旧血液抽取 2～3 mL 废弃，再用 0.9％氯化钠溶液脉冲式冲洗导管。

（三）护理要点

1. 肝素盐水回抽法护理要点

（1）血凝块堵塞可先用注射器轻轻回抽，尽可能将血凝块从导管中抽出。

（2）反复回抽时切忌将空气注入体内，同时避免因用力过大将导管带出体外。

（3）注意不可暴力冲管来清除血凝块，以免使导管损伤、破裂或造成栓塞。

2. 尿激酶疏通导管堵塞护理要点

（1）尿激酶应以无菌生理盐水或用注射用水稀释，每毫升含尿激酶 5 000 u，以免药效降低。

（2）尿激酶注射液注入导管待血栓溶解后，应将注射液全部抽出，防止血栓和药物注入体内。

（3）经导管注入尿激酶注射液时量不宜过多，充满导管即可，避免导致特殊患者出血等不良反应。

（4）溶栓用的尿激酶注射液现配现用。

（5）用于导管冲洗的注射器型号为 10 mL，可达到最佳效果。

（四）患者教育

（1）带管期间不影响日常活动，如起床、穿衣、梳头、洗脸、刷牙、外出散步等轻体力活动，但勿剧烈活动，避免导管移位、脱出。

（2）保持局部清洁、干燥，防止感染。出汗后及时更换无菌敷贴。一般每周换药 1～2 次，可到当地医院进行换药和冲管。

（3）置管侧肢体若有不适，随时就诊。

第五章　静脉导管维护操作技术

第一节　导管维护实践标准

第一步（A）评估导管功能：即导管是否通畅，穿刺局部有无异常情况。

第二步（C）冲管：在使用导管输液后进行彻底的冲管，使用 5～20 mL 生理盐水脉冲式冲管。

第三步（L）封管：使用 2～3 mL 生理盐水或含肝素的封管液进行正压封管。

第二节　导管日常维护技术

一、敷料更换技术

（一）敷料种类

（1）纱布敷料：优点是透气吸湿性好，穿刺部位较干燥，可保留 48 h；缺点是不直观，不能通过直接望、触评估局部，敷料一旦潮湿，即视为污染。

（2）透明敷贴（聚亚安酯透明敷贴）：分为基本型、加强固定型、舒适加框型、舒适透气型。优点是固定导管好，便于观察穿刺部位情况，防水，更换频率较纱布敷料低；缺点是透气性、耐湿性差。

（二）敷料的选择

美国疾病控制与预防中心、输液护理协会推荐使用透明敷料。应根据导管种类、穿刺部位、患者具体情况、外部气候状况（温、湿度）选择合适的透明敷料。纱布敷料用于渗血、渗液较多，多汗，局部皮肤出现皮疹、损伤、过敏时。

（三）敷料的更换原则

（1）评估：每天对穿刺点进行视诊和触诊，了解有无触痛及感染征象。

（2）CVC 每周更换 1～2 次无菌透明敷料，PICC 常规至少每 7 d 更换无菌透明敷料，若有内固定，必须使用无菌胶带。若纱布用于无菌透明敷料下视为纱布敷料，应至少每 48 h 更换。

（3）如敷料有潮湿、污染、渗血、渗液、完整性受损，需随时更换。

（4）更换敷料时，自远心端向近心端去除敷料，避免将导管带出体外；脱出的导管不应被重新送入。

（5）在敷料的标签纸上标注导管穿刺时间、更换敷料时间、操作者姓名。

（四）透明敷料使用流程

（1）打开透明敷料包装，并取出透明敷料，移出透明敷料的离型纸。

（2）将透明敷料边框预切口的一边对准导管延长管方向。

（3）穿刺点应正对透明敷料中央，无张力粘贴敷料，避免造成机械性张力性皮肤损伤（图 5-1）。

（4）用示指与拇指捏导管座，进行塑形（图 5-2）。

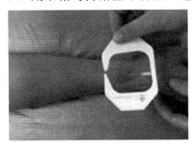
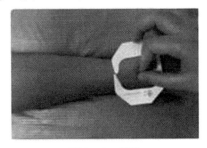

图 5-1　无张力粘贴　　　　　　　图 5-2　塑形

（5）抚平整块无菌透明敷料，用指腹轻轻按压整片透明敷料，使皮肤与敷料充分接触，避免水汽积聚（图 5-3）。

（6）从预切口处移除边框，一边移除边框一边按压透明敷料（图 5-4）。

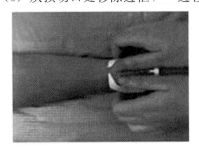
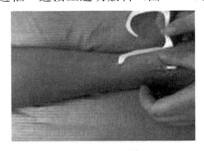

图 5-3　抚平敷料　　　　　　　　图 5-4　压边框

（7）固定。一次性静脉输液钢针和外周静脉留置针采用"U"形固定法（图 5-5）；PICC 可采用"S"形固定法（图 5-6）、"U"形固定法（图 5-7）、"S+U"形固定法（图 5-8）、"U+U"形固定法（图 5-9）。

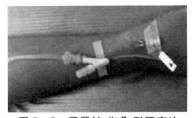

图 5-5　留置针"U"形固定法

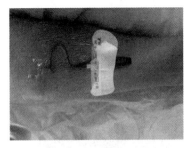

图 5-6　"S"形固定法

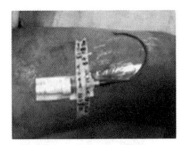

图 5-7　"U"形固定法

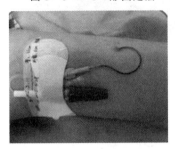

图 5-8　"S+U"形固定法

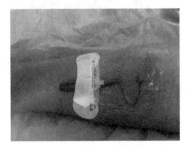

图 5-9　"U+U"形固定法

二、冲管与封管技术

冲管与封管是指给予不相容药物和液体前后，以生理盐水冲洗或肝素盐水封闭各种留置导管的过程。其可以将导管内残留的药液冲入血液，以促进和保持导管通畅，避免药液刺激局部血管，防止不相容药物和液体的混合。

1. 冲管与封管原则

（1）每次静脉输液给药前必须确定导管在血管内，用生理盐水 10～20 mL 脉冲式冲洗导管。脉冲式冲洗导管方法：推一下停一下，使推注的液体在导管管腔内形成波浪和局部的小漩涡，彻底清除导管壁上滞留物。

（2）输注血液或血制品及全肠外营养药物、脂肪乳剂、甘露醇前后，用20 mL生理盐水脉冲式冲管。

（3）输全血或成分血时，在每袋血之间用生理盐水 20 mL 脉冲式冲洗导管；如持续输注全血、成分血或脂肪乳剂超过 4 h，每 4 h 用生理盐水 20 mL 脉冲式冲洗导管，以保持导管通畅。

（4）持续输液，每 12 h 应用生理盐水 20 mL 脉冲式冲洗导管。

2. 冲管与封管流程

（1）冲管：用 10～20 mL 生理盐水注射器（或一次性专用冲洗装置），示指与中指固定注射器柄，使用大鱼际推注射器芯柄，脉冲式冲洗导管（推一下，停一下）（图 5-10）。

（2）封管：使用 5 mL 或 10 mL 注射器，2～3 mL 肝素稀释液（10～100 u/

101

mL），边注射边向后退针，推注速度大于退针速度。采用正压封管，边推液边拔出针头，推液速度大于拔针速度（图5-11）。

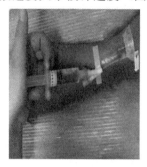
图5-10　冲管

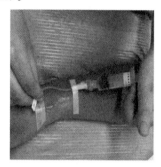
图5-11　封管

三、输液接头更换技术

（一）输液接头的种类

（1）多通接头：三通接头、三通连管、耐腐蚀三通。

（2）单通接头：肝素帽、正压输液接头、平衡压输液接头、分隔膜密闭式输液接头。

（二）输液接头的选择

为了减少医务人员针刺伤的发生和导管相关性感染，建议使用无针输液装置。PICC、CVC等中心静脉导管推荐使用正压接头，外周静脉导管可依据情况选择平衡压或分隔膜输液接头。

（三）输液接头更换原则

（1）每次输液前，应消毒输液接头。用75％乙醇棉球或棉片（尽量拧干），包住导管接口用力摩擦5～15 s。

（2）输液接头常规每隔7 d更换一次。输液接头被污染、有裂纹损坏或完整性受损时应立即更换。

（3）在输血、抽血、输注脂肪乳剂后应及时更换。

（4）如输液接头有回血时或任何原因将肝素帽从导管上取下，应立即换上新的肝素帽。

（四）输液接头更换流程

（1）打开输液接头，连接生理盐水注射器，冲洗输液接头。

（2）去除旧输液接头，酒精棉片多方位用力擦拭导管末端的横切面及外围15 s（图5-12）。

（3）连接新输液接头，脉冲式冲洗导管。

（4）固定输液接头。

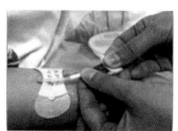
图5-12　擦拭导管末端

四、消毒技术

(一) 各种消毒剂的特性

(1) 碘酊：广谱杀菌剂，对细菌、病毒、真菌、原生动物、细菌芽孢均有杀灭作用；渗透性强，皮肤消毒效果好；干燥后起杀菌作用；有机物可降低碘的杀菌效果；在室温下可升华，密闭保存；不与红汞同用（产生碘化汞而腐蚀皮肤）；酸碱度影响杀菌效果，酸性条件下杀菌力增强；需要乙醇脱碘。

(2) 碘伏：属于中效消毒剂，具有速效、低毒、对皮肤无黄染等优点；含表面活性剂，易起泡沫，有清洁作用；温度影响杀菌效果，40 ℃杀菌效果增强；有机物可降低碘伏杀菌效果；阴凉避光、防潮密封保存。

(3) 70%～75%乙醇：无毒性、作用快、性质稳定；对细菌繁殖体、病毒、真菌孢子有杀灭作用，对细菌芽孢无效；可以溶解皮肤表面的脂质、有机物；与蛋白质结合使之变性凝固；温度与杀菌力成正比；容易挥发，应密闭保存。

(4) 洗必泰：低效消毒剂，有机物可减弱消毒效果；不与肥皂、洗衣粉混合或前后使用；不与碘、甲醛、高锰酸钾、硝酸银等药物配伍使用；可挥发，光照及放置时间长可降低作用。

(二) 消毒剂的使用原则

(1) 消毒局部要清洁，污染的皮肤会降低消毒效果。

(2) 消毒采用环形消毒法，即以穿刺点为中心，环形向外至所需面积。

(3) 严格按照消毒剂使用程序，否则将降低消毒效果。如使用络合碘后不能用乙醇，因乙醇降低其消毒效果；2.5%碘酊消毒干燥后必须用乙醇脱碘。

(4) 碘剂类消毒剂，需要 2 min 起效，故必须自然待干后再脱碘。

(5) 碘过敏者，70%～75%乙醇消毒时，应用力擦拭局部皮肤 30 s 以上或等到最后一根棉棒很干净。

(6) 穿刺部位不使用抗生素药膏。

(三) 消毒方法

(1) 以穿刺点为中心顺时针消毒一遍，逆时针消毒一遍。按照毛发生长的生理特点，对消毒部位的毛孔进行彻底清洁，达到消毒的目的。

(2) PICC、CVC 消毒则应选用乙醇清洁，待干后再用含碘皮肤消毒剂按顺—逆—顺的顺序进行消毒。

(3) 消毒范围：一次性静脉输液钢针 5 cm×5 cm，外周静脉留置针 8 cm×8 cm，PICC 及颈内、锁骨下静脉 10 cm×10 cm。

(4) 消毒液必须待干，不可使用干棉球擦拭消毒面。

(5) 消毒方法为以穿刺点为中心，用力擦拭 5～15 s。

五、导管维护技术标准流程

（一）外周静脉留置针维护技术

【目的】

保持外周静脉留置针通畅。

【适应证】

在每次静脉输液、给药前后。

【操作准备】

（1）环境准备：调节适宜的病室温度。

（2）物品准备：乙醇棉球、含碘消毒剂棉球、治疗盘、无菌透明敷料、输液接头、手套、一次性专用冲洗装置或 10 mL 注射器、生理盐水和（或）肝素盐水。

【操作程序】

（1）评估：

1）评估外周静脉留置针固定情况、导管是否通畅。

2）评估穿刺点局部和敷料情况，查看敷贴更换时间、置管时间。

（2）更换敷料：

1）核对床号、姓名，向患者解释操作过程。

2）洗手戴口罩，准备用物并携至床边。

3）暴露穿刺部位，垫一次性治疗巾，将敷贴水平方向松解，脱离皮肤后自下而上去除敷料，注意不要将管道带出。

4）观察穿刺点有无红肿及分泌物。消毒穿刺点及周围皮肤，范围需超过无菌透明敷料覆盖部分，戴无菌手套，以穿刺点为中心，覆盖无菌透明敷贴。

5）敷贴上注明更换日期、时间及操作者。

6）用透明敷料固定时应将输液接头留在透明敷料外，延长管"U"形固定，避免回血、导管堵塞发生。

（3）冲管及封管：

1）输液前抽回血，见回血后取一次性专用冲洗装置或用注射器抽吸 10 mL 生理盐水，确保通畅后连接输液器并输液。

2）治疗结束后分离输液接头，取一次性专用冲洗装置或用注射器抽吸 10 mL 生理盐水采用边推注边拔针的正压式封管的方法保持畅通的静脉输液通路。

3）冲管及封管注意事项：

a. 正确的冲管与封管技术和常规能保证导管内的正压和导管的完整性。

b. 封管液的选择：一般情况下选用等渗生理盐水冲、封管，若需要用肝素液封管，方法如下：10 u/mL 稀释肝素液，每 8 h 冲管一次（多用于小儿）。

c. 封管方式（SASH）：S——生理盐水；A——药物注射；S——生理盐水；H——肝素溶液。SASH 就是在给予肝素不相容的药物液体前后均使用生理盐水冲洗，以避免药物配伍禁忌的问题，而最后用肝素溶液封管。

d. 冲封管液量：输液前后应进行冲管，冲管液应足够彻底清洁导管壁，采血或输注药物后尤为重要，常采用 5～10 mL 0.9％生理盐水。推荐封管液量应 2 倍于导管＋辅助延长管容积，使用 0.9％生理盐水或肝素盐水，通常成人为 1～2 mL；小儿为 0.5～1 mL。

e. 正压封管：在封管时必须使用正压封管技术，以防止血液回流入导管尖端，导致导管阻塞。在注射器内还有最后 0.5 mL 封管液时，以边推注药液边退针的方法，拔出注射器的针头。在封管后夹闭延长管以保证管内正压。

f. 输液完毕后正压封管并用"小夹子"夹闭延长管，保证正压效果，避免堵管或血栓形成。

（4）更换输液接头：

1）揭开固定输液接头的胶布，卸下旧的输液接头。

2）消毒导管接头外壁及导管接头下皮肤。

3）连接新的输液接头。

4）标注输液接头更换日期。

5）更换输液接头注意事项：

a. 每次输液前，应消毒输液接头。建议用 75％乙醇棉球或棉片，包住输液接头用力摩擦 10 次或 15 s 以上。

b. 如果接头内有血液残留，或完整性受损，或从输液装置取下后，均应更换新的输液接头。输注血制品、全肠外营养液后接头与输液装置一起更换。

c. 输液接头疑有裂纹损坏时，应立即更换。

（二）中心静脉导管维护技术（含 PICC、CVC）

【目的】

（1）观察导管穿刺局部情况，预防导管相关性感染等并发症，延长导管留置时间。

（2）防止不相容药物的混合，促进和保持 PICC 通畅。

【适应证】

在每次静脉输液、给药后；治疗间歇期每 7 d 一次。

【操作准备】

（1）环境准备：调节适宜的病室温度。

（2）物品准备：中心静脉护理套件、乙醇棉球、含碘消毒剂棉球、治疗盘、无菌透明敷料、输液接头、手套、一次性专用冲洗装置或 10 mL 注射器、生理盐水和（或）肝素盐水、垫巾。

【操作程序】

（1）评估：

1）评估经外周静脉置入中心导管固定情况，导管是否通畅。

2）评估穿刺点局部和敷料情况，查看敷贴更换时间、置管时间。

（2）更换敷料：

1）核对床号、姓名或维护手册，向患者解释操作过程。

2）洗手，戴口罩，准备用物并携至床边。

3）暴露穿刺部位，垫一次性治疗巾，将敷贴水平方向松解，脱离皮肤后自下而上去除敷料，注意不要将管道带出。

4）观察穿刺点有无红、肿及分泌物。消毒穿刺点及周围皮肤，范围需超过无菌透明敷料覆盖部分，打开 PICC 换药包，戴无菌手套。如穿刺点有血性渗出，需夹取无菌小纱布覆盖在针眼处，以穿刺点为中心，覆盖无菌透明敷贴。

5）敷贴上注明更换日期、时间、操作者及外留长度。

（3）冲管及封管：

1）输液前抽回血，见回血后取一次性专用冲洗装置或用注射器抽吸 10 mL 生理盐水，连接 PICC，采用推一下停一下的脉冲式冲洗方法冲管，确保通畅后连接输液器并输液。

2）治疗结束后分离输液器与 PICC，取一次性专用冲洗装置或用注射器抽吸 10 mL 生理盐水，连接 PICC 冲管后，取肝素盐水或生理盐水 2～3 mL，采用边推注边拔针的正压式封管的方法保持畅通的静脉输液通路。

3）持续输液，建议每 12 h 用一次性专用冲洗装置或用注射器抽吸 10 mL 以上生理盐水脉冲式冲管。

4）输注血液制品及全肠外营养药物、脂肪乳剂、甘露醇前后建议使用一次性专用冲洗装置或用注射器抽吸 10 mL 以上生理盐水脉冲式冲管。

5）输注全血、成分血时，在每袋血之间使用一次性专用冲洗装置或用注射器抽吸 10 mL 以上生理盐水脉冲式冲管；如持续输注全血、成分血或脂肪乳剂超过 4 h，每 4 h 使用一次性专用冲洗装置或用注射器抽吸 10 mL 以上生理盐水脉冲式冲管。

6）治疗间歇期常规 3～7 d 冲洗导管一次。

7）冲管及封管注意事项：

a. 正确的冲管与封管技术和常规能保证导管内的正压和导管的完整性。

b. 小于 10 mL 的注射器可产生较大的压力，如遇导管阻塞可致导管破裂，在测定导管压力前，严禁使用小规格注射器。

c. 封管液的选择：一般情况下选用等渗生理盐水冲、封管，若需要用肝素液封管，方法如下：①10 u/mL 稀释肝素液，每 8 h 冲管一次（多用于小儿）。②100 u/mL 稀释肝素液（一支 12 500 u 肝素加入 125 mL 生理盐水中），每 12 h 冲管一次（多用于成人）。

d. 封管方式（SASH）：S——生理盐水；A——药物注射；S——生理盐水；H——肝素溶液。SASH 就是在给予肝素不相容的药物液体前后均使用生理盐水冲洗，以避免药物配伍禁忌的问题，而最后用肝素溶液封管。

e. 封管液量：为了达到适当的肝素化，推荐封管液量应 2 倍于导管＋辅助延长管容积。通常成人为 1～2 mL；小儿为 0.5～1 mL。

f. 正压封管：在封管时必须使用正压封管技术，以防止血液回流入导管尖端，导致导管阻塞。在注射器内还有最后 0.5 mL 封管液时，以边推注药液边退针的方法，拔出注射器的针头。在封管后夹闭延长管系统以保证管内正压。

（4）更换输液接头：

1）揭开固定输液接头的胶布，卸下旧的输液接头。

2）消毒导管接头外壁及导管接头下皮肤。

3）连接新的输液接头。

4）标注输液接头更换日期。

5）更换输液接头注意事项：

a. 每次输液前，应消毒输液接头。建议用 75％乙醇棉球或棉片，包住输液接头用力摩擦 10 次或 15 s 以上。

b. 接头应每周更换 1 次或 2 次，最多使用不超过 7 d。

c. 如果接头内有血液残留，或完整性受损，或从输液装置取下后，均应更换新的输液接头。输注血制品、全肠外营养液后接头与输液装置一起更换。

d. 输液接头疑有裂纹、损坏时，应立即更换。

（三）静脉输液港维护技术

【目的】

（1）保持静脉输液港导管通畅。

（2）保持注射部位皮肤完整。

（3）预防皮肤溃疡。

（4）保持无菌，预防感染。

（5）避免将液体输入皮下组织。

（6）避免针头脱落。

【适应证】

在每次静脉输液、给药后；治疗间歇期每月一次。

【操作准备】

（1）环境准备：调节适宜的病室温度。

（2）物品准备：蝶翼针、乙醇棉球、含碘消毒剂棉球、治疗盘、无菌透明敷料、手套、一次性专用冲洗装置或 20 mL 注射器、生理盐水、输液器。

【操作程序】

（1）评估：

1）评估静脉输液港导管是否通畅。

2）评估穿刺点局部和敷料情况，查看敷贴更换时间、置管时间。

（2）冲管和封管：

1）核对床号、姓名或维护手册，向患者解释操作过程。

2）洗手，戴口罩，准备用物至床边。

3）取舒适平卧位，暴露注射部位，观察局部皮肤有无异常。

4）消毒穿刺点及周围皮肤，范围直径需超过 10 cm。

5）戴无菌手套，抽取生理盐水，连接蝶翼无损针并排气。

6）固定港体的隔膜，将蝶翼针头垂直插入港体隔膜腔底部。

7）抽回血后，用 20 mL 生理盐水脉冲式冲管，肝素稀释液封管。

8）一手固定港体，另一手拔出蝶翼针。

9）穿刺处覆盖无菌敷贴并注明更换日期、时间及操作者。

【注意事项】

（1）正确的冲管与封管技术能保证导管内的正压和导管的完整性。

（2）静脉输液港使用前后必须以脉冲式冲管以防止药液残留注射座。冲管液量应 2 倍于导管＋注射座＋无损针容积，通常为 20 mL，输注血液及营养液后需用 50～100 mL 冲管液冲管。

（3）冲管时机：

1）每次使用输液港后。

2）抽血或输注高黏滞性液体（全血、成分血、全肠外营养药物、白蛋白、脂肪乳）后，应立即冲干净导管再接其他输液。

3）输注两种有配伍禁忌的液体之间。

4）治疗间歇期每 4 周冲管一次。

5）动脉、腹腔置入时，每周维护一次。

（4）输液港使用的敷料，常规 7 d 更换一次，如有污染或渗湿应立即更换。

（5）任何由管路加药或冲洗时应使用 10 mL 以上的注射器，以减少压力过大对管路的破坏。

第六章　静脉输液并发症防治

第一节　静脉输液并发症形成的机制

静脉输液并发症发生的主要原因是药物对静脉内膜的刺激，这取决于药物的性质和药物在静脉血管局部的浓度。若外周小静脉血流速度为 1 mL/min，当临床上输液量为 300 mL/h（5 mL/min）或 500 mL/h（8.3 mL/min）时，液体流速远远大于血流速度，那么药物在静脉血管局部的浓度大大增加，同时对血管壁的侧压力也增大。如此时输入的液体为较强刺激性药液，则必然对血管壁形成机械性损伤，发生静脉炎、药物渗出等并发症。不同部位血管直径和血流量是不同的（表 6-1）。

表 6-1　临床常用穿刺部位的血管直径及血流速度

血管名称	血管直径（mm）	血流速度（mL/min）
手背部静脉	2～5	10
前臂下部头静脉及贵要静脉	4～5	20～40
头静脉	6	40
贵要静脉	8	90～150
腋静脉	16	150～350
锁骨下静脉	19	350～800
无名静脉	19	800～1 500
上腔静脉	20～30	2 000～2 500

第二节　常见并发症评估标准

一、药物渗出与外渗评估标准

（一）渗出与外渗

渗出是静脉输液过程中，非腐蚀性药液进入静脉管腔以外的周围组织。轻者出现局部肿胀、疼痛等刺激症状，重者可引起组织坏死。是最常见的外周静脉治疗相关性并发症。

外渗是静脉输液过程中，腐蚀性药液进入静脉管腔以外的周围组织。

（二）药物渗出与外渗评估分级

依据美国静脉输液护士协会（INS）指南，药物渗出与外渗分为五级（表6－2）。

表6－2　渗出与外渗评估分级标准

评估标准	0级	Ⅰ级	Ⅱ级	Ⅲ级	Ⅳ级
症状	无症状	皮肤发白	皮肤发白	皮肤发白，半透明状	皮肤发白，半透明状，皮肤紧绷，渗出，循环障碍
水肿范围	无水肿	小于2.5 cm	2.5～15 cm	大于15 cm	大于15 cm
痛感	无疼痛	伴有或不伴有疼痛	伴有或不伴有疼痛	轻到中等程度，可有麻木感	中等到重度程度，疼痛明显
皮温、颜色	无改变	皮肤发凉	皮肤发凉	皮肤发凉	皮肤变色、有淤伤、肿胀；可有凹性水肿

二、静脉炎评估标准

（一）静脉炎

静脉炎是指静脉的炎症。根据病变部位不同，静脉炎可分为浅静脉炎和深静脉炎。其病理变化为血管内膜增生，管腔变窄，血流缓慢。周围皮肤可呈现充血性红斑，有时伴有水肿。以后逐渐消退，充血被色素沉着代替，红斑转变成棕褐色。少数患者可引起发冷、发热、白细胞增高等，患者常常陈诉疼痛、肿胀。

（二）静脉炎分类

（1）化学性静脉炎：药物刺激、血管选择不当引起。

（2）机械性静脉炎：导管材料过硬、导管固定不牢、导管型号不当、同一部位反复穿刺引起。

（3）血栓性静脉炎：导管材质过硬、导管型号不当、封管不当、患者机体高凝状态、反复穿刺引起。

（4）细菌性静脉炎：消毒不严格、消毒剂效果差、操作污染、局部污染处理不彻底、护理不当引起。

（5）拔针后静脉炎：皮肤松弛、皮肤弹性差、拔针后穿刺点处有渗液无处理、留置时间长引起。

（三）静脉炎分级标准

美国静脉输液护士协会（INS）将静脉炎分为五级，作为判断静脉炎的标准（表6-3）。

表6-3　静脉炎分级标准

分级	临床表现
0级	没有症状
Ⅰ级	局部发红伴有或不伴有疼痛；发生范围在导管长度以内
Ⅱ级	局部疼痛伴有发红或（和）水肿；发生范围扩展到导管长度以外
Ⅲ级	局部疼痛伴有发红或（和）水肿；条索样物形成；可摸到条索状静脉；发生范围扩展到导管长度以外
Ⅳ级	局部疼痛伴有发红或（和）水肿；条索样物形成；可触及静脉条索状物长度大于2.5cm；有脓液流出；发生范围扩展到导管长度以外

三、浸润评估标准

（一）浸润

浸润在医学上指由于细菌等侵入或由于外物刺激，机体的正常组织发生白细胞等聚集的现象。

（二）浸润分级标准

依据临床表现，将浸润分为五级（表6-4）。

表 6－4　浸润分级标准

分级	临床表现
0 级	没有症状
Ⅰ 级	输液部位能触摸到水肿，直径小于 2.5 cm；伴有或不伴有撕裂感及局部皮肤变色；局部无外渗
Ⅱ 级	输液部位能触摸到水肿，直径 2.5～15 cm；有撕裂感及局部皮肤变色；局部无外渗
Ⅲ 级	输液部位能触摸到水肿，直径大于 15 cm；有撕裂感，伴有或不伴有局部皮肤变色；局部无外渗
Ⅳ 级	输液部位能触摸到水肿，直径大于 15 cm；有撕裂感及局部皮肤变色；明显外渗

（三）浸润发生率计算

发生浸润的例数÷外周静脉输液总例数×100％＝ 外周浸润率（％）。

第三节　静脉输液并发症识别、处理与预防

一、外周静脉治疗并发症识别、处理与预防

（一）静脉炎

【原因】

药物刺激、血管选择不当引起；皮肤松弛、皮肤弹性差、拔针后穿刺点处有渗液无处理、留置针留置时间长引起。

【识别】

沿穿刺部位血管红、肿、热、痛。

【处理】

（1）应拔出外周静脉导管，及时通知医生，给予对症处理。

（2）将患肢抬高、制动，避免受压，必要时，停止患肢静脉输液，避免剧烈运动，更换输液血管。

（3）24 h 内冷敷，24 h 后湿热敷。

（4）应观察局部及全身情况的变化并记录。

（5）药物治疗：

1）硫酸镁湿敷法：局部用 50％硫酸镁湿敷（早期冷敷、后期热敷）。4 次/d，每次 20 min。

2）玉红膏涂敷法：避开穿刺点，发红或硬结部位均匀涂抹玉红膏至完全覆

盖局部皮肤。Ⅰ级静脉炎，1次/d，Ⅱ级以上静脉炎，2次/d，3 d后1次/d。

3）土豆片贴敷法：将土豆片削成0.5～1 mm厚的薄片，贴于静脉炎处。每日可多次更换（以土豆片自行脱落为更换指征）。

4）如意金黄散与香油混合，外敷在患处，2次/d。

5）喜辽妥软膏涂抹：避开穿刺点，发红或硬结部位均匀涂抹至皮肤吸收，3～5次/d。

6）使用水胶体敷料覆盖发红、硬结部位。

（二）末梢干性坏死脱落

【原因】

渗出引起相应区域小动脉狭窄或闭塞，导致末梢供血不足。

【识别】

肢体末端部位发红或发绀，严重者变黑、变干。

【处理】

请医生会诊，局部对症处理。

【预防】

（1）合理选择输液工具，避免在末梢血管穿刺。

（2）加强巡视，发现异常及时处理。

（三）静脉硬化或结节

【原因】

（1）反复穿刺，导致静脉壁瘢痕形成。

（2）药物刺激，导致静脉炎等造成静脉硬化或结节形成。

【识别】

沿静脉走向出现条索状红线，局部组织红、肿、热、痛，触诊时静脉发硬，无弹性。

【处理】

早期热湿敷（水温50～60 ℃，15～20 min）、硫酸镁湿敷或理疗。

【预防】

（1）合理选择静脉通道及穿刺工具。

（2）避免反复穿刺。

（四）静脉痉挛

【原因】

由于药物作用、液体温度过低、操作时动作粗暴、刺激静脉或患者高度紧张导致。

【识别】

患者诉局部有条索状疼痛，沿静脉走向可触摸到条索状血管，输液速度减慢或液体不滴，进针困难或拔针困难。

【处理】

（1）停止穿刺或拔针，分散患者注意力，逐渐放松患者紧张情绪。

（2）热敷痉挛血管，缓解局部紧张状态。

（3）请专业护士或医生会诊处理。

【预防】

（1）做好评估，合理选择穿刺时间和工具。

（2）做好沟通，取得患者配合。

（3）提高穿刺技术，禁止粗暴穿刺，减少刺激。

（五）静脉栓塞

【原因】

由于各种刺激（机械、药物、细菌等）激活了血管内皮系统，或激活了炎性表达，引起免疫细胞聚集而发生炎性反应，从而激活了凝血系统引起血栓形成，堵塞静脉血管。

【识别】

（1）患者肢体肿胀，局部有红肿、疼痛及皮温升高。

（2）液体不滴或不能推注。

（3）超声检查发现静脉内低密度回声（新鲜血栓），或中、高密度回声（陈旧性血栓）。

（4）血管造影检查发现静脉血栓。

（5）实验室检查 D-二聚体大于 0.5 $\mu g/mL$，凝血酶原时间（PT）、部分活化凝血酶时间（APTT）缩短，纤维蛋白原（FIB）升高。

【处理】

（1）安抚患者紧张情绪。

（2）观察局部肢体情况。

（3）肿胀肢体抬高、制动。

（4）请血管外科会诊，遵医嘱给予抗凝治疗。

（5）观察抗凝治疗效果：

1）3～5 d 抽血监测血凝指标及血小板计数。

2）延长穿刺点按压时间（>10 min）。

3）观察患者全身皮肤是否有出血点，穿刺点是否有硬结、瘀斑。

【预防】

（1）做好评估，选择合适静脉治疗通路工具。

（2）实施监测，发现异常及时处理。

（3）加强健康宣教。

（六）过敏反应

【原因】

个体差异、药物不纯、患者过敏体质等原因引发过敏反应。

【识别】

输液后患者出现皮肤发痒、皮疹或寒战、发热等症状，严重者出现脉搏细速、面色苍白、血压下降等休克症状。

【处理】

（1）立即减慢输液速度或停止输液，通知医生处理。

（2）观察患者过敏表现，进行药物性质评估。

（3）休克患者积极抗休克治疗。

【预防】

（1）输液前认真检查药液的质量，输液工具的包装及灭菌日期、有效期。

（2）严格无菌操作。

（七）疼痛

【原因】

（1）穿刺时皮肤刺激。

（2）静脉痉挛。

（3）针头斜面上贴血管壁。

（4）药物刺激。

（5）液体温度过低。

【识别】

患者诉穿刺部位或沿血管走向疼痛。

【处理】

（1）由刺激而引起的生理性反应，做好解释，不能忍受则拔针。

（2）适当绷皮使皮肤纹理固定。

（3）调整针头位置或变换肢体位置，使针头斜面离开血管壁。

（4）药物无禁忌者可局部热敷扩张血管，加速血液循环，或更换静脉重新穿刺。

（5）冷刺激引起静脉痉挛、疼痛者，药物无禁忌时可加温输液。

【预防】

（1）穿刺前做好评估，合理选择穿刺工具及静脉血管。

（2）避免输入过凉液体，减少刺激。

（3）避免在神经末梢丰富区域穿刺。

（八）皮下瘀血

【原因】

（1）未按压住血管穿刺点上方，仅压迫皮肤穿刺点处。

（2）按压时间过短。

（3）拔针后当日热水浸泡穿刺部位。

（4）拔针按压后肢体过度活动。

（5）患者凝血机能差。

（6）血管壁过薄，弹性差。

【识别】

穿刺部位皮下出现青紫色瘀斑。

【预防】

（1）拔针时采用纵向（沿血管走向）按压，面积大于 2 cm×2 cm，时间不少于 5 min。

（2）在拔针时使患者屈肘 70°～90°按压 3～4 min，利用局部静脉压和血液重力作用原理，减轻肢体远端静脉压，减少充盈度而有效地防止皮下出血及皮下瘀斑。

（3）对不能自行按压的患者，输入普通液体采用屈肘的方法，使用抗凝液体则直肘抬高手臂 3 min，能减少浅静脉输液残留药量，减轻肢体远端浅静脉压力，可以有效防止回血。

（4）拔针后 24 h 内避免热水浸泡及肢体剧烈运动，以防愈合的穿刺点重新裂开而出血。

（九）输液危象

1. 气栓型（空气栓塞）

【原因】

（1）输液器导管内空气未排尽或输液器连接不紧，有漏气。

（2）拔出较粗的、近胸腔的深静脉导管后，穿刺点密封不严。

（3）加压输液、输血时无人看护，液体输完时未及时拔针或更换液体。

【识别】

患者眩晕、皮肤苍白、发绀、呼吸困难、心动过速、胸部异常不适或有胸骨后疼痛、有窒息感。

【处理】

（1）报告医生，立即将患者置于左侧卧位，取头低足高位。

（2）高流量吸氧。

（3）严密观察病情变化，如有异常及时对症处理。

【预防】

（1）输液前认真检查输液器的质量，排尽输液导管内的空气。

（2）输液过程中加强巡视，及时更换液体；输液完毕及时拔针；加压输液时应安排专人在旁看护。

（3）拔出较粗的、近胸腔的深静脉导管后，必须立即严密封闭穿刺点。

2. 循环负荷过重（肺水肿）

【原因】

液体进入静脉速度过快、液体量过多。

【识别】

患者突感胸闷、呼吸困难、咳嗽、咯粉红色泡沫样痰、烦躁不安、被迫端坐、四肢厥冷、脉搏细弱无力。

【处理】

（1）停止输液，协助患者端坐位，双腿下垂。

（2）高流量氧气吸入，同时 20%～30%乙醇湿化加压给氧。

（3）通知医生，遵医嘱应用镇静、强心、利尿、平喘药物及扩血管药物。

（4）必要时进行四肢轮扎。

（5）静脉放血 200～300 mL，贫血者禁用。

【预防】

做好评估，输液时严格控制输液速度，计算输液量。

3. 重度过敏型（过敏性休克）

【原因】

患者个体差异、药物不纯、输入特异性蛋白制剂。

【识别】

患者胸闷、气短、面色苍白、冷汗、发绀、烦躁不安、血压下降、抽搐、意识丧失、大小便失禁、喉头水肿，严重时导致死亡。

【处理】

立即停止输液，通知医生并监测生命体征，按过敏性休克处理。

【预防】

评估用药及患者过敏史，执行操作规范。

4. 超高热型（发热反应）

【原因】

药物不纯、污染；多种药物混合加入；患者体弱，对药物耐受性差。

【识别】

突然寒战，继而高热，体温达 40 ℃以上，神志不清、烦躁不安、头痛、脉速、血压下降等。

【处理】

立即停止输液，更换输液器，保持静脉通路，及时通知医生，对症处理。

【预防】

严格无菌操作，注意药物配伍禁忌。

5. 晕厥型（迷走神经反射、晕针）

【原因】

患者恐惧穿刺、疼痛刺激、不良环境等。

【识别】

患者心跳缓慢、突然昏厥、面色苍白、口唇甲床发绀、出汗、血压下降或测不到。

【处理】

将患者取平卧位、置通风处，松解衣扣，一般 10 min 可自行缓解，严重者保持静脉通道，通知医生，必要时给予对症处理。

【预防】

加强沟通，消除恐惧感，创造舒缓环境，提高穿刺技术；有相关病史患者做好各项安全防护措施，注射时取卧位。

（十）渗出

【原因】

（1）针头或导管未完全进入静脉。

（2）穿透血管壁造成损伤。

【识别】

患者诉局部疼痛；局部肿块；穿刺部位皮肤颜色改变；皮温发热或发凉；输注速度减慢。

【处理】

（1）停止输注，保持穿刺点清洁、干燥。

（2）无刺激性药物渗出处理：

1）按压推散法：利用组织间液离子扩散的原理，将渗出液扩大在组织间的范围，加快离子扩散促进吸收。具体处理方法见下表。

面积	处理
0.5 cm 以下	无须特殊处理
0.5～1 cm	用拇指指腹局部按压
1～2 cm	用手掌鱼际局部按压
2～3 cm	用手掌鱼际局部按压或向周围组织推散
3 cm 以上	用手掌鱼际向周围组织推散，配合局部湿热敷

2）硫酸镁湿敷法：局部用 50% 硫酸镁湿敷（早期冷敷减轻药物对组织的损伤和限制扩散，后期热敷加速扩散促进吸收），每日 4 次，每次 20～40 min。

3）湿热敷法：局部用 39～41 ℃ 热水湿敷，每日 2～4 次，每次 20～40 min。

（十一）外渗

【原因】

浅静脉通路输入了腐蚀性药物。

【识别】

患者诉局部疼痛；局部肿块；穿刺部位皮肤颜色改变；皮温发热或发凉；输注速度减慢，严重时可出现局部坏死。

【处理】

（1）局部封闭：

1）发现或怀疑有外渗时，立即停止输注，用2%利多卡因100 mg加地塞米松5 mg局部封闭，严格消毒，防止感染发生。要环形进行封闭，封闭环要包裹外渗药物，注射药物时进针深度适宜，随时抽回血，防止注射到血管内。

2）对较大面积的外渗，可采取中心点式封闭：从外渗中点注入封闭液2～5 mL，使其扩散至渗出范围，中和或减轻药物对组织的损伤。

（2）冷敷：局部封闭后冷敷，防止冻伤。冰袋要用毛巾包裹，及时更换冰袋以保持疗效（奥沙利铂除外）。

（3）湿敷：局部红、肿、疼痛者，可用50%硫酸镁冷湿敷。每次30～40 min，每日5～6次，或局部给予75%乙醇纱布外敷。

（4）防止感染：局部保持清洁，预防感染，必要时可给予抗生素治疗。

（5）制动：早期抬高患肢，有利于减轻肿胀和疼痛。

【预防】

（1）合理选用输液工具及输液通道，腐蚀药物应避免浅静脉输注。

（2）提高静脉穿刺技术，避免反复穿刺。

（3）加强巡视，发现异常及时处理。

（4）告知患者注射部位出现疼痛、肿胀应及时通知护士给予处理。

二、经外周静脉置入中心静脉导管并发症识别、处理与预防

（一）空气栓塞

【原因】

在吸气时中心静脉可形成负压，穿刺过程中，导管和接头脱开时，拔管后，尤其是头高半卧位的患者，容易发生空气栓塞。

【识别】

置管过程中或拔管后，患者突然出现胸闷、异常不适、咳嗽、胸骨后疼痛，随即发生呼吸困难、发绀，有濒死感。

【处理】

（1）立即查找并解除相关原因，通知医生。

（2）立即协助患者左侧卧位，取头低脚高位。

（3）高流量氧气吸入。

（4）严密观察病情变化，如有异常及时对症处理。

（5）给予患者心理支持，解除紧张情绪。

【预防】

在撤出导丝时技术娴熟，拔管后，应嘱患者屏气，告知患者肢体勿反复屈伸，避免深呼吸以降低胸内负压，使中心静脉压短暂高于大气压，防止空气由穿刺针进入血管。

（二）穿刺误入动脉

【原因】

因静脉与动脉伴行，PICC 穿刺时易误入动脉。

【识别】

穿刺入血管后，观察注射器抽回血情况，如回血压力大、呈明显搏动状且回血颜色鲜红，可判断误入动脉。

【处理】

立即退出穿刺针，手指按压穿刺部位 5～10 min，必要时局部加压止血，检查出血情况。如患者凝血功能障碍，延长按压时间。

【预防】

穿刺前用手指触摸动脉搏动后避开穿刺；超声引导下穿刺时，根据血管压闭程度及血流方向，区分动、静脉。

（三）出血、血肿

【原因】

（1）反复多次穿刺损伤血管壁。

（2）穿刺点选择不当，术后压迫止血困难。

（3）穿刺针过粗，穿刺后压迫时间短或压迫点发生移位，股静脉穿刺术后过早下床活动、剧烈咳嗽、打喷嚏致局部压力增高等。

（4）肢体过度活动。

（5）患者服用抗凝药物。

【识别】

穿刺点长时间未闭合紧密，持续出血；穿刺局部出现皮下肿块、肿胀感、疼痛。

【处理】

（1）发现静脉穿刺局部急性皮下出血时，立即停止操作，拔出针头，加压按压。

（2）尽早处理，小血肿一般不需要特殊处理，多可在数小时或数日后逐渐自行吸收，或于 24 h 后给予热敷、理疗促进血肿吸收。较大血肿 24 h 内给予冷敷，24 h 后给予局部热敷、理疗。

（3）血肿较大出现压迫症状时，遵医嘱予以止血、冷敷、抗感染、制动等治疗措施，并严密观察血肿情况及生命体征的变化。

（4）穿刺部位按压时间超过 5 min 仍出现穿刺点出血现象，应报告医生，查找原因。

（5）置管后出血过多，应及时更换敷料。

（6）血肿严重时可外科切开引流。

【预防】

穿刺者熟悉解剖结构，熟练掌握操作技术；穿刺时体位正确及定位准确，切忌用穿刺针多方向反复试穿，多针穿刺；给患者详细讲解置管后注意事项。

（四）心包填塞

【定义】

心包填塞是指心包腔中液体急剧积聚导致心脏受压、心室充盈受阻及其所引起的一系列血流动力学异常，如静脉压升高，甚至心源性休克。

【原因】

多由心脏穿孔引起，其发生与导管插入过深、导管材质过硬有关。

【识别】

留置导管过程中，患者突然出现发绀、面颈部静脉怒张、胸骨后和上腹部痛、烦躁不安、呼吸困难，继而低血压、脉压变小、心动过速、心音低远，中心静脉压上升，则提示有心包填塞的可能。

【处理】

（1）立即给予半坐卧位、前倾坐位。

（2）吸氧。

（3）控制输液速度。

（4）心电监护，严密观察病情变化。

（5）报告医生，协助医生做好心包穿刺或心包切开。

【预防】

穿刺时选择材质柔软的导管，勿插入过深，留置导管应妥善固定。

（五）心律失常

【原因】

与导管尖端位置过深刺激上腔静脉神经丛有关；患者体位改变或测量静脉长度不准确，导管进入右心房刺激心房壁所致。

【识别】

穿刺过程中患者出现心悸不适等症状，心电示波为房性早搏、室性早搏、短暂房性心动过速或短暂室性心动过速。

【处理】

放入导管时注意深度，发生心律失常时，立即将导丝或导管往外退出少许。

【预防】

准确测量预置导管静脉长度，避免导管插入过长。

（六）导管异位

【原因】

送入导管粗暴、送管时患者体位配合不当、局部血管解剖变异。

【识别】

穿刺过程中送入导管困难；输液时感到耳后发凉、有液体流动声音；胸部 X 线片显示导管尖端不在上腔静脉/下腔静脉。

【处理】

（1）重新调整导管位置。

（2）变换输液体位，利用重力作用自行调整。

（3）调整无效将导管拔出，在对侧重新穿刺置管。

（4）到介入手术室在数字减影血管造影（digital subtraction angiography, DSA）下调整导管位置。

【预防】

（1）摆好正确穿刺体位，患者穿刺侧上臂与躯干成 90°。

（2）送管将至肩部时，嘱患者头偏向穿刺侧，下颌靠近肩部以阻断颈内静脉，必要时助手按压颈内静脉。

（3）送管时动作缓慢轻柔，匀速送管，禁止粗暴操作。

（4）若导管送入有困难，可将导管拔出至 15 cm 处，调整手臂位置并重新送管。

（5）置管后立刻拍胸部 X 线片，确认导管尖端位置。

（七）误伤神经

【原因】

穿刺时误伤邻近的神经，以正中神经和前臂皮神经较多见。

【识别】

患者可出现同侧前臂皮神经、尺神经或正中神经刺激症状，主诉有放射到同侧手臂的触电感或麻刺感。

【处理】

立即退出穿刺针或导管，重新穿刺。

【预防】

避免穿刺过深及反复穿刺；上臂穿刺时，避免穿刺位置过高；避免在有静脉瓣处进针，以防止刺激瓣膜神经；穿刺时首选贵要静脉。

(八) 静脉炎

【原因】

(1) 较粗的导管置入较细的静脉时对血管壁和内膜反复摩擦。

(2) 穿刺过程中未执行无菌操作；穿刺点局部清洁度差；导管周围皮肤感染；静脉输液管路污染或液体污染。

(3) 留置 PICC 导管；血液高凝状态；血管内皮损伤等引起血栓形成。

【识别】

液体滴速减慢，沿穿刺部位血管红、肿、热、痛，触诊时静脉发硬，呈条索状，无弹性。

【处理】

(1) 将患肢抬高，避免剧烈运动。

(2) 24 h 内冷敷，24 h 后湿热敷，细菌性静脉炎禁止热敷。

(3) 加强更换敷料，严格无菌操作。

(4) 血栓性静脉炎抬高肢体，制动，必要时遵医嘱进行溶栓治疗。

(5) 如有脓性分泌物，取分泌物进行细菌培养，并加强换药。

(6) 局部药物应用：

1) 硫酸镁湿敷法：局部用 50% 硫酸镁湿敷（早期冷敷、后期热敷），4 次/d，每次 20 min。

2) 玉红膏涂敷法：避开穿刺点，发红或硬结部位均匀涂抹玉红膏至完全覆盖局部皮肤。Ⅰ级静脉炎，1 次/d；Ⅱ级以上静脉炎，2 次/d，3 d 后 1 次/d。

3) 土豆片贴敷法：将土豆片削成 0.5～1 mm 厚的薄片，贴于静脉炎处。每日可多次更换（以土豆片自行脱落为更换指征）。

4) 如意黄金散与香油混合，外敷在患处，2 次/d。

5) 95% 乙醇持续外敷。

6) 喜辽妥软膏涂抹：避开穿刺点，发红或硬结部位均匀涂抹至皮肤吸收，3～5 次/d。

7) 使用水胶体敷料覆盖发红、硬结部位。

【预防】

(1) 操作者严格遵守无菌技术和手卫生规范。

(2) 一般情况下，尽量避免在瘫痪肢体静脉置管和输液。

(3) 根据所用溶液或药物的类型、pH 值、渗透压、浓度、剂量、给药速度，选择适当的给药途径。

(4) 严格控制各种微粒通过静脉输液进入血液循环。

(5) 对所有穿刺部位和肢体进行常规评估，询问患者有无疼痛、发热、刺痛、灼痛和其他不适。

（6）75％乙醇棉签消毒时应避开穿刺点，以免引起化学性静脉炎。

（7）根据静脉炎的临床分级标准识别静脉炎征象。

（8）选择留置导管的内径应为血管内径的 2/3 以下。

（9）尽量选择上臂置管，减少肘部穿刺。

（九）导管堵塞

【原因】

（1）血栓性：纤维蛋白的累积及血液存留；导管末端异位或移位；高凝状态；胸腔内压力增加。

（2）非血栓性：营养液或脂肪乳剂沉淀；药物不相溶导致沉淀；患者活动因素。

（3）机械性：导管受折或压迫；导管移位。

【识别】

冲管有阻力；无法抽到回血；输液速度减慢或停止。

【处理】

（1）血栓性堵管可使用尿激酶进行溶解（注射器内抽用 5 000 u/mL 尿激酶生理盐水 1～2 mL 连接输液接头后，回抽，使药液少量留置于导管内，30 min 后连接生理盐水注射器回抽并弃去），此方法可多次使用，如果无效则拔管。

（2）非血栓性堵管可使用硝酸甘油，如果无效则拔管。

（3）机械性堵管进行调整，如果无效则拔管。

【预防】

（1）正确冲、封管，PICC 导管 1 次/周；治疗间歇期静脉输液港 1 次/月。

（2）输入血液、脂肪乳、氨基酸等高浓度液体后，必须使用 20 mL 生理盐水脉冲式冲管再连接其他液体。

（3）输液过程中使用输液泵时应 12 h 生理盐水冲管一次。

（4）输液治疗结束使用生理盐水脉冲式冲管、肝素正压封管。

（5）正确使用无针密闭输液接头。

（十）导管相关性感染

【原因】

输送液体及药物给药装置的内源性或外源性污染而引起。

【识别】

（1）发热（体温＞38 ℃）、寒战或低血压。

（2）穿刺点红肿，并伴有分泌物。

（3）导管尖端细菌培养结果阳性。

（4）导管内血培养结果阳性。

【处理】

（1）局部处理：局部感染可能发展为系统性感染，需要早期治疗。

1）穿刺点分泌物培养。

2）增加更换敷料次数。

3）必要时抗生素治疗。

（2）导管相关性血流感染的处理：

1）对比外周血与导管血培养结果。

2）严密观察生命体征变化。

3）合理抗生素治疗。

4）抗生素锁技术（1～5 mg/mL 万古霉素 2 mL，每 12 h 封管一次，连续3 d）。

5）必要时拔出导管。

【预防】

（1）置管前协助患者清洗双上肢，操作时严格执行无菌技术。

（2）置管前评估局部皮肤有无红、肿、热、痛等症状。

（3）使用有效的消毒剂整臂消毒，消毒顺序为：洗必泰或含碘消毒液，以穿刺点为中心，分别顺时针、逆时针各消毒 3 遍。

（4）定期更换敷料及输液附加装置，更换频率为：透明敷料 1 次/（3～5 d），纱布 1 次/2 d，输液接头 1 次/周。

（5）每班观察评估，如敷料有潮湿、污染、卷边、松动，输液接头有积血、裂纹、渗液，及时更换。

（6）输液接头接口处连接注射器或输液器时需乙醇棉片包裹，用力旋转摩擦大于 15 s。

（7）加强健康宣教。

（十一）静脉血栓形成

【原因】

（1）静脉壁损伤。

（2）血液高凝状态。

（3）血流动力学改变。

【识别】

（1）液体滴入不畅、不滴或穿刺点处回漏。

（2）患者诉穿刺侧肢体胀痛。

（3）置管侧肢体肿胀或局部肿胀、肤色及皮温与健侧有差异。

（4）超声检查显示血栓形成。

（5）血管造影提示静脉血栓形成。

（6）实验室检查 D -二聚体大于 0.5 μg/mL，凝血酶原时间（PT）、活化部分凝血活酶时间（APTT）缩短，纤维蛋白原（FIB）升高。

【处理】

（1）告知患者抬高肢体，制动，禁止热敷，取得配合。

（2）导管内血栓溶栓处理（尿激酶 5 000 u/mL），若无效则拔管。

（3）导管外血栓，血管外科会诊，遵医嘱溶栓及抗凝治疗。2 周内禁止拔管，并根据治疗需要保留导管。

【预防】

（1）做好评估，正确选择穿刺途径及导管型号，严格执行无菌技术。

（2）导管输液、采血后少量肝素盐水正压封管。

（3）做好动态监测，发现异常及时干预。

（4）患者肢体适度活动，增加血液流动，避免肢体制动。

（十二）穿刺点渗液

【原因】

（1）导管在置入前被刺破或留置期间破裂。

（2）患者血管弹性差，血管壁与导管壁之间存在空隙。

（3）患者皮下脂肪少，肌肉松弛，置管后周围组织包裹不严。

（4）置管时反复穿刺，导致周围组织损伤。

（5）输入高渗液体时，血浆渗透压升高，血管壁通透性增加，间隙渗液增多。

（6）纤维蛋白鞘形成，阻挡液体进入静脉，则液体流向阻力最低的方向，即沿导管外壁回流到穿刺点处。

（7）中心静脉处有血栓或肿瘤。

（8）淋巴管损伤。

【识别】

穿刺点敷料易潮湿，用棉签挤压穿刺点周围，有澄清透明的无色液体自穿刺点渗出。

【处理】

（1）保持穿刺点的清洁、干燥，及时更换敷料，预防感染。

（2）局部使用肾上腺素棉球，并加压包扎。

（3）进行血管造影明确原因。

（4）体内导管有渗漏，拔出导管；体外导管有渗漏，更换连接器。

（5）使用尿激酶溶解纤维蛋白鞘。

【预防】

置管前仔细检查导管完整性，置管时尽量避免反复穿刺，保护周围组织；患者肌肉松弛者可在穿刺点以缝针固定导管。

（十三）导管滑脱

【原因】

固定不牢，患者活动频繁，患者自行拔出。

【识别】

血管内的导管脱出到血管外。

【处理】

（1）评估导管功能，结合治疗需要，进行保留或拔出导管。

（2）禁止回送导管，若保留导管则进行严格消毒后将导管盘绕在无菌敷料内，并妥善固定。

（3）胸部 X 线片确定导管尖端位置。

【预防】

（1）采用缝合的方法固定导管。

（2）使用思乐扣固定导管。

（3）对于出汗较多、皮肤潮湿患者及时更换敷贴，或选用透气性好的高黏透明贴，并加强观察。

（4）躁动患者必要时采取相应的约束。

（5）加强留置期间的健康宣教。

（十四）液胸

【原因】

置管时将导管送入胸腔内，或在术后数日头颈频繁转动，引起导管移位，穿出静脉壁同时穿破胸膜而输液进入胸腔。

【识别】

输液通畅但无回血，从此路给药无效，测量中心静脉压时出现负压，出现胸水，呼吸困难随输液而加重。输液后患者主诉胸闷，X 线显示有效肺面积缩小，胸腔引流出输入液体。

【处理】

（1）立即停止该通路输液，开放另一静脉通路。

（2）请呼吸科医生会诊，遵医嘱拔管，维持呼吸循环功能稳定。

（3）氧气吸入。

（4）胸腔穿刺，解除对肺的压迫使肺复张。

【预防】

（1）按规定期限使用导管。

（2）选用材质柔软、生物兼容性好的导管，如硅胶材质的导管。

（十五）导管断裂

【原因】

（1）导管质量差；穿刺针斜面损伤导管。

（2）高压注射冲管；反复夹闭一个部位、反折等使用不当。

（3）患者躁动或活动频繁导致异常牵拉。

【识别】

可见体外导管断开；输液时或加压输液时渗液；X线发现导管断裂。

【处理】

（1）体外断裂：修剪导管，更换连接器。

（2）体内断裂：患者制动，腋窝处扎止血带，手术干预取出。

【预防】

（1）选择高质量的导管。

（2）避免暴力冲管。

（3）按规定时间更换导管。

（4）禁止在导管上贴胶布，防止导管老化破裂。

（5）加强健康宣教。

（十六）局部皮肤过敏

【原因】

敷贴对局部皮肤的刺激；更换粘贴敷料时消毒液未完全干燥。

【识别】

局部皮肤出现红色皮疹，伴水疱及溃烂。

【处理】

（1）更换敷料时待消毒液干后贴膜。

（2）请静脉治疗小组或皮肤科医生会诊后指导用药。

（3）使用透气性好的敷料。

（4）更换敷贴时，0°或180°去除敷贴，避免牵拉敷贴。

【预防】

（1）避免穿刺点附近的皮肤长时间处于闷热潮湿环境下，保持局部干燥。

（2）定期到正规医院更换敷贴。

三、中心静脉导管并发症识别、处理与预防

（一）穿刺误入动脉

【原因】

因静脉与动脉伴行，颈内静脉穿刺易误伤颈内动脉；锁骨下静脉穿刺时，进针过深易误伤锁骨下动脉。

【识别】

穿刺入血管后，观察注射器抽回血情况，如回血压力大、呈明显搏动状且回血颜色鲜红，可判断误入动脉。

【处理】

立即退出穿刺针，手指按压穿刺部位 5～10 min，必要时局部加压止血，检查出血情况。如患者凝血功能障碍，延长按压时间。

【预防】

穿刺前用手指触摸动脉搏动后避开穿刺，锁骨下穿刺时肩下垫枕，颈内静脉穿刺时下颌伸展旋向对侧；进针过程中，切忌针尖在深部左右摆动；避免穿刺针与皮肤所成角度过大，穿刺较深。

(二) 出血、血肿

【原因】

(1) 反复多次穿刺损伤血管壁。

(2) 穿刺点选择不当，术后压迫止血困难。

(3) 穿刺针过粗，穿刺后压迫时间短或压迫点发生移位，剧烈咳嗽、打喷嚏致局部压力增高等。

【识别】

穿刺点长时间未闭合紧密，持续出血；穿刺局部出现皮下肿块、肿胀感、疼痛。

【处理】

(1) 发现静脉穿刺局部急性皮下出血时，立即停止操作，拔出针头，加压按压。

(2) 尽早处理，小于 5 cm 血肿一般不需要特殊处理，多可在数小时或数日后逐渐自行吸收，或于 24 h 后给予热敷、理疗促进血肿吸收。大于 5 cm 血肿 24 h 内给予冷敷，24 h 后给予局部热敷、理疗。

(3) 血肿出现压迫症状时，根据医嘱予以止血、冷敷、抗感染、制动等治疗措施，并严密观察血肿情况及生命体征的变化。

(4) 穿刺部位按压时间超过 5 min 仍出现穿刺点出血现象，应立即查找原因。

【预防】

穿刺者熟悉解剖结构，熟练掌握操作技术；穿刺时体位正确及定位准确，切忌用穿刺针多方向反复试穿。

(三) 心律失常

同 PICC 并发症。

（四）气胸

【原因】

锁骨下进针时，针梗与皮肤角度太大使针尖离开锁骨下缘，很容易穿破胸膜和肺。颈内静脉穿刺时，为避开颈内动脉而针尖过于偏外，往往会穿破胸膜顶和肺尖。

【识别】

患者突发针刺样或刀割样胸痛，继而出现胸闷和呼吸困难，听诊呼吸音减弱或消失，叩诊呈过清音或鼓音。

【处理】

（1）高流量吸氧。

（2）半卧位休息。

（3）协助胸部 X 线检查。

（4）肺压缩＞25％，应立即准备胸穿或胸腔闭式引流。

（5）严密观察病情变化。

【预防】

患者正压通气时最好暂停呼吸机或调低压力后再行穿刺；避免穿刺针与皮肤角度过大，穿刺较深。

（五）空气栓塞

同 PICC 并发症。

（六）导管异位

同 PICC 并发症。

（七）误伤神经

【原因】

穿刺时误伤邻近的神经，以臂丛神经较多见。

【识别】

患者可出现同侧桡神经、尺神经或正中神经刺激症状，主诉有放射到同侧手臂的触电感或刺痛、麻木感。

【处理】

立即退出穿刺针或导管，重新穿刺。

【预防】

避免穿刺过深；避免在有静脉瓣处进针，以防止刺激瓣膜神经；不使用皮下探测技术或多次穿刺。

（八）心包填塞

同 PICC 并发症。

（九）夹闭综合征（颈内静脉置管除外）

【原因】

导管受第一肋骨和锁骨挤压所致。

【识别】

（1）抽血困难。

（2）输液时有阻力。

（3）输液时或采集血标本时需要患者改变体位。

（4）影像学诊断。

【处理】

导管夹闭综合征分级及处理见表6－5。

表6－5　导管夹闭综合征分级及处理

分级	导管受压状况	处理方法
0级	无压迫	无须处理
1级	受压表现，不伴有管腔狭窄	每隔1～3个月复查胸部DR，注意拍片时肩部的位置，因其可能影响导管夹闭综合征的表现程度
2级	受压表现，伴有管腔狭窄	应考虑拔管
3级	导管横断或破裂	立即拔出导管

【预防】

于锁骨中外1/3处穿刺锁骨下静脉。

（十）导管侵蚀

【原因】

导管顶端位置可因呼吸、心搏、颈部伸屈而移动；高渗液化学刺激及导管尖端机械刺激；导管材质过硬。

【识别】

输液后患者主诉胸闷，X线检查显示有效肺面积缩小，胸腔引流出输入液体。

【处理】

立即拔出导管，请呼吸科医生会诊。

【预防】

（1）按规定期限使用导管。

（2）选用材质柔软、生物兼容性好的导管，如硅胶材质的导管。

（十一）液胸

【原因】

置管时将导管送入胸腔内，或在术后数日头颈频繁转动，引起导管移位，穿出静脉壁同时穿破胸膜而输液进入胸腔。

【识别】

输液通畅但无回血，从此路给药无效，测量中心静脉压时出现负压，出现胸水，呼吸困难随输液而加重。输液后患者主诉胸闷，X线检查显示有效肺面积缩小，胸腔引流出输入液体。

【处理】

（1）立即停止该通路输液，开放另一静脉通路。

（2）请呼吸科医生会诊，遵医嘱拔管，维持呼吸循环功能稳定。

（3）氧气吸入。

（4）胸腔穿刺，解除对肺的压迫使肺复张。

【预防】

（1）按规定期限使用导管。

（2）选用材质柔软、生物兼容性好的导管，如硅胶材质的导管。

（十二）穿刺点渗液

同 PICC 并发症。

（十三）导管滑脱

同 PICC 并发症。

（十四）导管断裂

同 PICC 并发症。

（十五）局部皮肤皮疹

同 PICC 并发症。

（十六）导管堵塞

同 PICC 并发症。

（十七）导管相关性感染

同 PICC 并发症。

（十八）静脉血栓形成

同 PICC 并发症。

四、静脉输液港并发症识别、处理与预防

（一）导管异位

【原因】

（1）穿刺过程中导管头端未送入上腔静脉，进入其他静脉。

（2）使用过程中，由于咳嗽、打喷嚏、呕吐等原因导致胸腔内压力加大；暴力冲管；剧烈上肢活动或长期体位不当致使导管自行移出上腔静脉。

【识别】

胸部 X 线检查显示导管尖端位置不在上腔静脉。如位置过浅；导管血管内反折；导管插入过深；误入其他静脉等。位置过浅、血管内反折或误入其他静脉可出现抽吸回血困难等；导管插入过深时患者可感到胸闷、心慌，出现心律失常。

【处理】

（1）利用患者自主体位调整导管位置，如让患者多取右侧卧位；下床行走等借助血流的冲击力及重力作用进行调整。

（2）透视下从穿刺处回撤导管，重新送管。如反复调整导管仍无法送至正常位置，需拔出输液港，可在对侧重新置入或选择其他静脉治疗工具。

【预防】

（1）准确评估患者病情，排除胸部、纵隔肿瘤占位，了解有无手术史、锁骨下置管史。

（2）向患者做好植港前的宣教，缓解患者紧张情绪，避免血管痉挛、变形。

（3）植港前准确测量导管长度，送管时动作轻柔，缓慢匀速递送导管。

（4）植港后每位患者均应及时拍摄胸部正位 X 线片，确定导管尖端位置。

（5）使用过程中植入侧肢体避免剧烈、频繁活动；避免剧烈咳嗽、呕吐等导致胸腔压力过大的行为；避免长期挤压植入侧肢体。

（6）导管堵塞时避免暴力冲管。

（二）港周感染

【原因】

（1）无菌操作不严格，用物污染。

（2）未按时换药。

（3）无损伤针或无针输液接头使用时间过长未及时更换或污染。

（4）植港处伤口出血、潮湿、污染，未及时处理。

（5）患者免疫力低下。

【识别】

（1）局部：红、肿、热、痛，切口处与蝶翼针穿刺点可挤压出脓性分泌物。

（2）全身：发热、寒战、出汗、乏力、关节疼痛、虚弱等。

【处理】

（1）停止使用静脉输液港输注药物。

（2）局部感染可涂抹抗生素药膏（红霉素、百多邦等），辅以口服或输注抗生素，直至症状完全消失。

（3）全身感染出现高热、寒战，立即经输液港和外周同时抽血进行血培养，遵医嘱对症用药。

（4）依据血培养结果调整抗生素应用，多须使用二联以上抗菌药物。

（5）抗感染效果不明显，尽早拔出输液港，导管尖端进行培养，再次调整使用抗生素，直至症状完全消失。港周脓腔给予清创引流换药，直至愈合。

【预防】

（1）术中严格执行操作规程，遵守无菌技术操作原则，囊袋止血彻底，避免血肿的发生。

（2）使用中严格消毒输液接头，妥善固定输液管路。

（3）间断输液者，每周期治疗结束后应及时拔除蝶翼针，减少局部感染的发生。

（4）指导患者保持输液港周围皮肤清洁、干燥。

（5）做好健康教育。

（三）皮肤过敏反应

【原因】

（1）敏感性皮肤对皮肤消毒剂或固定材料过敏。

（2）天气炎热使局部出汗较多，未及时更换敷贴，汗液刺激引起皮肤过敏。

【识别】

港周皮肤出现红、痒、水疱、湿疹样改变。

【处理】

（1）查找过敏原，及时更换消毒剂类型及敷贴类型。

（2）可由皮肤科医生给出处理意见，外用药物缓解症状。

【预防】

（1）关注过敏史，选择适合患者的皮肤消毒剂及固定材料。

（2）及时观察敷贴下皮肤有无发红、湿疹等，重视患者主诉。

（3）如因对敷贴过敏，应选择使用通透性更高的敷料。

（四）港座外露

【原因】

（1）术中囊袋处预留皮下脂肪过于菲薄。

（2）患者体形过于消瘦。

（3）患者本身对输液港材质存在排异反应。

【识别】

注射座囊袋皮肤破裂，肉眼可见注射座边缘及部分穿刺隔或港座整体暴露于体外。

【处理】

（1）嘱患者植入输液港侧的颈部、胸部及上肢制动，局部消毒后无菌敷料加压固定或覆盖生理盐水纱布减少组织液渗出，再用无菌干纱布覆盖固定，立即返院治疗。

（2）及时通知医生，进行囊袋再建或拔出输液港。

（3）原囊袋处予以清创形成空腔，换药时注意加压包扎。

【预防】

（1）穿刺隔边缘圆形突起处皮肤发红或有皮肤破损，排除感染，可能发生港座外露，及时予以处理，可局部涂抹莫米松软膏，加强观察。

（2）洗澡时不可用力擦洗囊袋周围的皮肤。

（3）穿衣时应避免衣领、衣边等对囊袋皮肤的摩擦，女性应注意避免文胸肩带的摩擦。

（4）施术医生囊袋处预留皮下脂肪应以 0.5～1.5 cm 为宜。

（五）导管堵塞

【原因】

（1）管腔内血液或纤维蛋白凝集，导致部分或完全导管堵塞。

（2）输入不相容的药物产生沉淀物和脂质沉积，或冲管不够充分导致药物沉积。

（3）纤维蛋白黏附到导管尖端、外壁或内壁，形成纤维蛋白鞘。

（4）导管表面纤维蛋白与血管损伤处的纤维蛋白接触，形成附壁血栓，进而导致静脉栓塞。

【识别】

（1）部分堵塞：无法抽回血，注药稍有阻力；抽回血和注药均困难。

（2）完全堵塞：完全不能注药或抽回血。

（3）静脉血栓：颈部或上肢疼痛、水肿。

【处理】

（1）如为血液性堵塞，使用浓度 5 000 u/mL 尿激酶，或 1 mg/mL 的组织纤溶酶原激活剂的滴注剂（t－PA）留置导管内 30 min 至 2 h，采用负压注射技术溶栓，量约为导管体积的 110％。

（2）若药物沉积引起导管堵塞，可根据药物的 pH 值选择弱盐酸或碳酸氢钠溶解。①酸性药物沉淀物使用 0.1％盐酸；②碱性药物沉淀物使用碳酸氢钠或氢氧化钠。

（3）发现导管堵塞时，首先确认导管尖端位置。如导管不通畅，不可暴力推注，各种方法处理无效时应拔管。

【预防】

（1）严禁输入有配伍禁忌的药物。

（2）输入血制品或脂肪乳等黏滞性药物后，必须立即使用生理盐水 20 mL

脉冲式冲管和生理盐水 100 mL 重力冲管。

（3）应给予充分、正确的导管冲洗，执行正确的脉冲式冲管及正压封管方法。

（4）尽量减少导致胸腔内压力增加的活动。

（六）导管断裂

【原因】

（1）当导管堵塞时暴力冲管；使用 10 mL 以下的注射器冲、封管。

（2）高压注入造影剂（耐高压静脉输液港除外）。

（3）导管锁断裂、分离等。

（4）夹闭综合征致导管断裂。

【识别】

（1）穿刺点漏液，沿导管走向有痛感。

（2）胸部正位 X 线片或血管造影显示导管部分或全部断裂，严重者导管脱落进入心房内。

（3）港周出现药物的外渗提示导管锁断裂或分离。

【处理】

（1）若导管锁断裂、分离或皮下导管部分断裂，可修复导管或拔出。

（2）若血管内部分断裂或断裂导管进入体内，应立即处理，确定断裂导管的位置，并立即外科手术或介入手术取出导管。

【预防】

（1）使用 10 mL 以上注射器冲、封管，避免暴力冲管。

（2）输注药物前应先抽吸回血，确定导管通畅，回血良好才予以使用。输液时注意观察滴速，重视患者主诉，出现异常现象，及时查明原因，妥善处理。

（七）皮下血肿

【原因】

术中植港部位止血不佳或患者本身存在凝血功能障碍。

【识别】

患者感觉局部疼痛，皮下有血肿形成，港周皮肤呈青紫色，严重者触之有波动感。

【处理】

（1）多观察，发现敷料渗血、局部肿胀及时查找原因。

（2）如出血较多，医生给予清创重新缝合。

【预防】

（1）术后加压止血。

（2）多观察敷料情况。

（八）药物外渗

【原因】

（1）无损伤针型号选择不当，针太短而患者较胖、皮下脂肪厚，使针尖没有完全插入输液港储液槽内；无损伤针没有垂直进针，造成针尖斜面一部分在穿刺隔膜层，一部分在皮下组织内。

（2）无损伤针插入时用力过度，反复多次过度用力导致注射座穿破。

（3）针尖插入时用力不当，针尖形成倒钩。

（4）使用普通注射针反复穿刺导致硅胶隔膜层的破坏。

（5）导管锁断裂、分离或皮下部分导管断裂。

【识别】

液体外渗到输液港座或皮下导管的周围组织，局部皮肤肿胀，患者诉局部凉感、痛感、胀感等。

【处理】

（1）立即停止输液。

（2）使用注射器从外渗处进行多点穿刺回抽药液。

（3）及时去除无损伤针。

（4）评估外渗的位置、药物的量及性质，进行相应的处置。

【预防】

（1）选择长度合适的无损伤针，确保针尖完全插入输液港储液槽内。

（2）妥善固定无损伤针，使用过程中多巡视，保证敷贴的完整性，及时发现异常情况并立即采取相应措施，以减少针头脱落的可能。

（3）做好健康教育。

（4）使用前确认导管处于正确位置、完整、通畅，避免在无回血的情况下给予细胞毒性药物。

（九）静脉血栓形成

【原因】

（1）穿刺时血管内膜损伤。

（2）高凝状态患者未给予抗凝治疗，引起血栓形成。

（3）既往置管处有瘢痕。

（4）长期卧床、既往血栓史、肿瘤患者易发生血栓。

（5）封管手法不正确，导致血液回流。

【识别】

患者穿刺侧出现红、肿、疼痛及肩部、胸骨后疼痛时应怀疑血栓形成，进行超声检查确认。

【处理】

（1）发现异常立即行超声检查，如发生血栓，嘱患者制动，给予心理安慰，缓解紧张情绪。

（2）禁止使用静脉输液港输液，观察皮肤颜色、肿胀程度等，血栓形成早期禁止拔管，及时记录并严格交接班。

（3）应在患侧肢体输注抗凝溶栓药物进行治疗，或行介入治疗取出血栓。

【预防】

（1）根据血管直径，选择合适型号的导管。

（2）保持导管尖端位置在上腔静脉。

（3）提高穿刺技术，穿刺过程中尽量减少对血管内膜的损伤。

（4）对高凝状态患者可使用抗凝药物，如低分子肝素钙，以防止血栓形成。

（5）告知患者植港侧肢体只能从事一般性的日常活动、家务劳动、体育锻炼。

（十）相关性血流感染

同 PICC 相关血流感染。

第七章　儿童静脉输液治疗护理技术

第一节　儿童静脉血管解剖与生理特点

静脉输液治疗是将大量药液直接滴入静脉的方法。儿童不仅体格不同于成人，而且不同年龄段的儿童又有着生理、心理、生长发育等多方面的区别。对儿童进行静脉输液治疗时，护士承担着更大的心理压力和技术挑战。因此，从事儿科静脉输液治疗的护士，不仅要具备高超的穿刺技能，还必须能够把握儿童及家长的心理需求。

一、头皮静脉

头皮静脉与同名动脉伴行，集中流向眼静脉、颈外静脉、颈内静脉。小儿头皮静脉极为丰富，分支甚多，分布于颅外软组织中，在额部和颞区可见呈网状分布，且位置表浅。头皮静脉管壁被头皮内纤维隔固定，不易滑动，且血管壁较薄，弹性纤维少，静脉腔内无压力，在血液较少时外形易呈扁缩状态。在行静脉穿刺时易造成穿刺失败、血肿形成或误穿动脉、神经。

小儿头皮静脉与动脉的鉴别：小儿头皮静脉外观呈微蓝色，无搏动，管壁薄，易被压瘪，易固定，不易滑动，血液多呈向心方向流动；动脉外观呈正常皮肤色或淡红色，有搏动，管壁厚，不易被压瘪，血管易滑动，血液呈离心方向流动。

常用的头皮静脉有额上静脉、颞浅静脉、耳后静脉等，穿刺时依次经过表皮、真皮、皮下组织、血管壁达血管腔内（图7－1）。

二、上肢浅静脉

上肢浅静脉起于手指两侧，在手背中部互相连接汇成手背静脉网，手背静脉网逐渐合并为两条比较恒定的静脉干，即头静脉和贵要静脉。

头静脉起于手背静脉网的桡侧端，向上绕过前臂掌侧面，上行达到肘窝处，分出一静脉支，斜向内上方与贵要静脉相连成肘正中静脉，最后注入腋静脉。贵

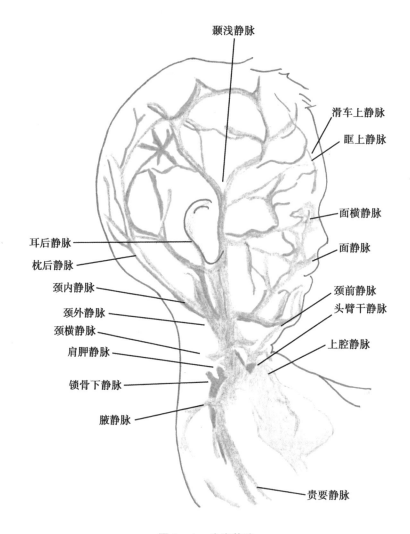

颞浅静脉

滑车上静脉

眶上静脉

面横静脉

面静脉

耳后静脉

枕后静脉

颈内静脉

颈外静脉

颈横静脉

肩胛静脉

锁骨下静脉

腋静脉

颈前静脉

头臂干静脉

上腔静脉

贵要静脉

图 7－1 头皮静脉

要静脉起于手背静脉网的尺侧端，沿前臂内侧上行，在肘窝以下转入前臂掌侧，到达肘窝，继续沿肱二头肌内缘上行，到臂的中点稍下方汇入肱动脉。上肢的深静脉都与同名动脉伴行，最后汇入锁骨下静脉。

常用的上肢浅静脉有贵要静脉、肘正中静脉、头静脉、手背静脉（图 7－2）。

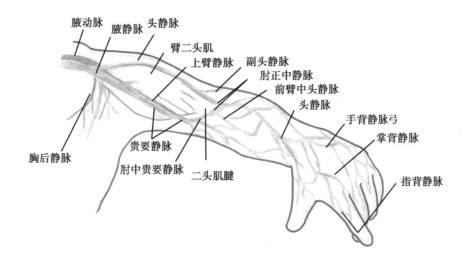

图 7-2　上肢静脉

三、下肢浅静脉

下肢静脉在足背内侧缘起于足背静脉网，经内踝前方，沿小腿及大腿的内侧上升，在腹股沟韧带下方注入股静脉。

常用的下肢浅静脉有大隐静脉、小隐静脉、足背静脉等（图 7-3）。

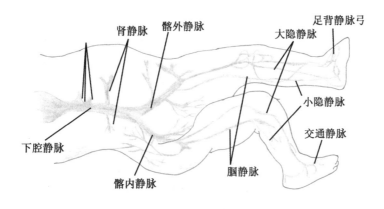

图 7-3　下肢静脉

四、其他静脉

其他静脉有颈外静脉、颈内静脉、锁骨下静脉、股静脉、腹壁浅静脉等(图 7－4)。

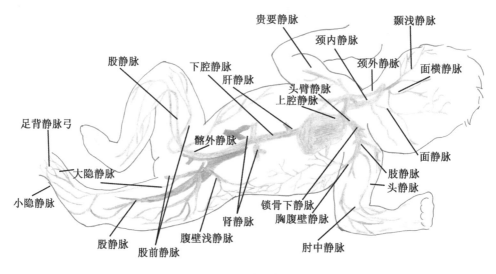

图 7－4　全身静脉

第二节　儿童静脉通路选择

随着儿科护理学的不断发展,从单纯的疾病护理发展到以家庭为中心的整体护理,从单纯的输液工具——一次性静脉输液钢针,发展到静脉留置针、PICC、CVC 等各种输液工具的选择性使用。在临床输液过程中,尤其在输注过酸、过碱、渗透压过高等刺激性药物的过程中,容易因输液工具选择不当导致患儿损伤,甚至引起法律纠纷。因此,通过评估相关的因素,正确选择和使用静脉通路,才能使我们更加科学有效地进行时间管理、提高工作效率、减轻患者痛苦、提高护理水平。

美国静脉输液护理学会推荐:在满足治疗需要的情况下,尽量选择最细、最短的导管。同时考虑患者的年龄、静脉局部条件、输液的目的和种类、治疗时限及患者的活动需要。

一、穿刺工具的选择

选择输液工具的原则:满足输液治疗的需要;穿刺次数最少;留置时间最

长；对患儿损伤最小；风险最小。

外周静脉输液工具：一次性静脉输液钢针，一般头皮静脉选择 4.5～6.5 号针头较合适。外周静脉留置针，24 G 留置针适合小儿及新生儿，早产儿可选择 26 G 留置针。

中心静脉输液工具：经外周中心静脉导管（PICC）、中心静脉导管（CVC）、脐静脉导管（UVC）、静脉输液港（PORT）。

二、穿刺血管的选择

小儿静脉输液时，由于其不能主动配合，甚至剧烈反抗，穿刺难度较成人高，所以其血管选择具有重要意义。根据小儿年龄、治疗目的及小儿的自身血管条件，选择合适的血管。从整体血管解剖及方便小儿的活动来说，小儿头皮、手足背静脉更适合静脉输液（表 7-1）。

表 7-1　小儿静脉通路的选择

类型	血管选择	留置时长	适用范围
一次性静脉输液钢针	3 岁以下：额静脉、颞静脉、耳后静脉、枕静脉 3 岁以上：四肢静脉	2～4 h	短期、单次静脉输液治疗或单次抽取血标本
外周静脉留置针	3 岁以下：额静脉、颞静脉、耳后静脉、枕静脉 3 岁以上：四肢静脉	72～96 h	短期的静脉输液治疗
中心静脉导管（CVC）	锁骨下静脉、颈内静脉、股静脉	15 d 至 1 月	所有类型的静脉输液，监测中心静脉压
经外周静脉置入中心静脉导管（PICC）	贵要静脉、肘正中静脉、头静脉、肱静脉	7 d 至 1 年	化疗、刺激性药物、肠外高营养的输注、监测中心静脉压、高压注射
脐静脉导管（UVC）	脐静脉	7～14 d	产房复苏或急症患儿，休克需监测中心静脉压，交换输血
静脉输液港（PORT）	锁骨下静脉、颈内静脉	1 年以上	需长期或重复静脉输注药物、输血、采集血标本

（一）3岁前的婴幼儿

头部皮下脂肪少，静脉浅表清晰，呈网状分布，因此，这个时期的小儿宜选用头皮静脉穿刺，选择顺序：额静脉、颞静脉、耳后静脉、枕静脉；评估患儿的喂养方式、母亲的方便度、配合治疗检查等，决定穿刺方位（左侧或右侧）；合理美观剔去头发，不必严格按照由下向上的原则；额正中静脉表浅，血管粗，易穿刺，但输液过程容易渗漏，主要用于药物刺激性小、短时间内输液的患儿；眶上静脉表浅、清晰，输液时不易渗漏；颞浅静脉及颞静脉粗大、位置深，适用于大量输液及注射刺激性大的药物时使用。

（二）3岁以上的儿童

头皮皮下脂肪增厚，头发厚密，血管不清晰，不利于头皮静脉穿刺，因此宜选择四肢静脉穿刺，一般选择手足背静脉，学龄患儿尽量留置左侧肢体；会行走患儿首选上肢静脉、手背静脉；对于易活动、关节部位、不易固定部位尽量不选择。

三、穿刺方法

穿刺前要"一看二摸"，"一看"就是仔细观察血管是否明显，查看血管的深浅度。"二摸"就是凭手感触摸血管走向及血管弹性，弹性好的血管，触摸感觉软，易压扁，弹性差的血管触摸感觉硬如条索，不易被压扁。动脉可触及搏动。

根据进针的角度不同，穿刺方法可分为直刺法（图7－5）、斜刺法（图7－6）和挑起进针法（图7－7）。直刺法适合小儿头皮静脉、手和足背静脉；斜刺法适用于粗大易滑动的血管，如肘静脉、大隐静脉；挑起进针法适用于充盈度差的血管。

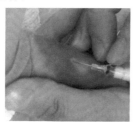 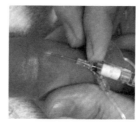 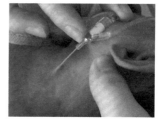

图7－5　直刺法　　　　图7－6　斜刺法　　　　图7－7　挑起进针法

【穿刺技巧】

（1）情绪控制：护理人员不良的心理状态是导致静脉穿刺技术失败的主要原因之一。

（2）穿刺时固定皮肤的手法：背隆掌空杯状手（图7－8）或握指法（图7－9）。

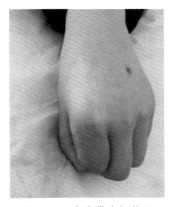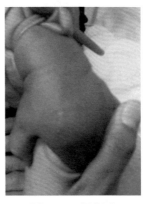

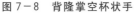
图 7-8　背隆掌空杯状手　　　　　图 7-9　握指法

（3）高调法：血管充盈，弹性好，排气后将调节器置于距离针头至少 30 cm 的位置，以 60 cm 为最佳，再行穿刺。

（4）高调低瓶法：除了高调法外加上降低输液架高度，利用虹吸原理。

（5）穿刺前对局部实施热敷，涂擦 95％乙醇、25％硫酸镁、2％山莨菪碱、1％硝酸甘油约 3 min，用毛巾热敷，利于血管显露。

第三节　儿童静脉治疗护理操作技术

一、一次性静脉输液钢针

【适应证】

采血；单剂量、单次或 IVP（静脉肾盂造影）；输注非刺激药物/溶液，溶液处于等渗或接近等渗状态，溶液处于或接近正常 pH 范围。

【禁忌证】

输注化疗药物。

【操作准备】

环境准备：室内光线充足、安静，符合无菌操作、职业防护要求。

物品准备：皮肤消毒剂、无菌棉签、弯盘、敷贴、治疗巾、剃毛刀、一次性静脉输液钢针、注射器、一次性输液器、药物、输液卡，必要时备弹力绷带和剪刀。

【操作程序】

（1）小儿头皮静脉输液时应评估以下问题：患儿病情、年龄、合作程度；穿刺部位皮肤情况、血管情况；输注药液的性质、对血管壁的刺激程度。

（2）在治疗室内遵医嘱核对，检查药液，确认无配伍禁忌后加入药液。

（3）携用物至床旁，核对患儿身份，备输液架。

（4）将输液器打开，取下针头保护帽，插入瓶塞，再次核对医嘱，挂输液瓶于输液架上，排尽空气，关闭调节器，检查输液管内有无空气。

（5）协助小儿取仰卧位或侧卧位，头下垫治疗巾，家长或助手固定患儿肢体及头部，操作者立于小儿头侧，根据需要剃掉局部毛发，用纱布擦干局部皮肤。

（6）常规消毒局部皮肤，消毒范围 8 cm×8 cm，待干，备胶布。

（7）去除针头保护帽，再次排气、核对。

（8）操作者一手拇指、示指固定静脉两端，另一手持一次性静脉输液钢针，沿静脉向心方向平行刺入，见回血后再进针少许。

（9）打开调节器，见液体滴入顺畅，小儿无不适后，固定。

（10）根据小儿年龄、病情、药液性质调节滴速，一般为 20～40 滴/min，如输入含钾、高渗药物时，速度应减慢。

（11）再次核对，填写输液巡视卡，并挂于输液架上。

（12）向患儿及其家属说明输液过程中的注意事项：患儿尽量保持安静状态，避免因哭闹、过度活动等致胶布松脱或针管脱落；避免随意调节滴速；若发现液体不滴、滴入不畅、输液部位肿胀或疼痛等异常，立即告知护士查看并处理。

（13）整理用物，洗手，脱口罩，记录。

二、外周静脉留置针

【适应证】

血流动力学监护；间歇性、连续性或每日静脉输液治疗；输注溶液处于或接近等渗状态，溶液处于或接近正常 pH 范围；输注刺激性药物，仅为间歇性推注。

【操作准备】

环境准备：室内光线充足、安静，符合无菌操作、职业防护要求。

物品准备：皮肤消毒剂、无菌棉签、弯盘、敷贴、治疗巾、剃毛刀、留置针、注射器、一次性输液器、药物、输液卡，必要时备弹力绷带和剪刀。

【操作程序】

（1）小儿留置针静脉输液时应评估以下问题：患儿病情、年龄；穿刺部位皮肤情况、血管情况；输注药液的性质、对血管壁的刺激程度；小儿及其家属对使用留置针的认识及合作程度。

（2）在治疗室内遵医嘱核对，检查药液，确认无配伍禁忌后加入药液。

（3）携用物至床旁，核对患儿身份，备输液架。

（4）将输液器打开，取下针头保护帽，插入瓶塞，再次核对医嘱，挂输液瓶于输液架上，排尽空气，关闭调节器，检查输液管内有无空气。

（5）根据小儿年龄、血管、用药选择留置针型号，打开留置针外包装，将一次性静脉输液钢针插入肝素帽内，排气。

（6）协助小儿取仰卧位或侧卧位，头下垫治疗巾，家长或助手固定患儿肢体及头部，操作者立于小儿头侧，根据需要剃掉局部毛发，用纱布擦干局部皮肤。

（7）常规消毒局部皮肤，消毒范围应大于敷贴范围，儿童消毒范围直径＞5 cm，婴幼儿消毒范围直径＞3 cm，待干，备胶布。

（8）去除留置针针头保护帽，再次排气、核对。

（9）操作者一手拇指、示指固定静脉两端，另一手持留置针，沿静脉向心方向平行刺入，见回血后再进针少许，针芯退出 0.5 cm，连针带管送入血管内。

（10）打开调节器，见液体滴入顺畅，患儿无不适后，退出针芯，固定。注明留置日期、时间，并签名。

（11）根据小儿年龄、病情、药液性质调节滴速，一般为 20～40 滴/min，如输入含钾、高渗药物时，速度应减慢。

（12）再次核对，填写输液巡视卡，并挂于输液架上。

（13）向小儿及其家属说明输液过程中的注意事项：穿刺部位不能浸泡在水中，敷料松脱或潮湿及时通知护士更换；避免随意调节滴速；若发现液体不滴、滴入不畅、输液部位肿胀或疼痛等异常，立即告知护士查看并处理。

（14）整理用物，洗手，脱口罩，记录。

（15）输液完毕，用 50～100 u/mL 的肝素生理盐水正压封管，每次 2～5 mL，关闭导管夹并妥善固定。

三、中心静脉导管

【目的】

提供静脉给药的管道，留置时间较长，避免重复穿刺静脉，减少药物对外周静脉的刺激。

【适应证】

（1）由于外伤意外和疾病造成呼吸、心搏停止需要急性复苏的患儿。

（2）严重休克需大量而快速补液的患儿，由于失血、过敏等造成血容量低的情况。

（3）危急及大手术患儿。

（4）需要进行中心静脉压（CVP）测量的患儿。

（5）需长期化疗及补液的肿瘤患儿。

（6）需长期全肠外营养治疗的患儿。

（7）外周静脉穿刺困难但需长期使用某些对血管有刺激性药物的患儿。

（8）进行血液透析、血液滤过和血浆置换的患儿。

（9）进行心导管检查、安装心脏起搏器的小儿。

（10）需要插入漂浮导管进行血流动力学监测的小儿。

【操作准备】

环境准备：室内光线充足、安静，符合无菌操作、职业防护要求。

物品准备：无菌透明敷贴、无菌小纱布、10 mL 注射器、无菌生理盐水、肝素盐水、皮肤消毒剂、棉签、无菌镊。

【CVC 置管的维护】

（1）评估：

1）评估中心静脉导管固定情况，导管是否通畅。

2）评估穿刺点局部和敷料情况，查看敷贴更换时间、置管时间。

（2）更换敷料：暴露穿刺部位，垫一次性治疗巾，将敷贴水平方向松解，脱离皮肤后自下而上去除敷料，注意不要将管道扯出。观察穿刺点有无红肿及分泌物。消毒穿刺点及周围皮肤，范围需超过无菌透明敷料覆盖部分，戴无菌手套。如穿刺点有血性渗出者，需夹取无菌小纱布覆盖在针眼处，以穿刺点为中心，覆盖无菌透明敷贴。注明更换日期、时间及内置外留长度并签名。

（3）冲管及封管：冲、封管应遵循生理盐水、药物注射、生理盐水、肝素盐水的顺序原则。用 10 mL 注射器抽取 10 mL 生理盐水，连接至三通或肝素帽上，回抽见回血，确认导管通畅，采用脉冲式方法冲管，连接输液器或输血器，输液结束，应用 10 mL 生理盐水脉冲式冲洗导管，用肝素盐水正压封管，封管液量应 2 倍于导管加辅助装置容积。

四、经外周静脉置入中心静脉导管

【目的】

为患者提供中期甚至长期的静脉输液治疗（7 d 至 1 年），减少频繁静脉穿刺的痛苦。

【适应证】

需长期静脉输液的患者、化疗、肠外营养（PN）、输注刺激外周静脉的药物、缺乏外周静脉通路、家庭病床的患者、早产儿。

【操作准备】

环境准备：指定 PICC 置管治疗间，调节适宜的病室温度。

物品准备：导入鞘、安全型外周静脉置入中心静脉导管、无菌 PICC 穿刺包、分隔膜接头、无菌手套 2 副、无菌生理盐水、10 mL 注射器、肝素封管液、皮肤消毒剂。

【操作程序】

（1）评估：核对医嘱，评估患儿病情和血管，制订置管计划，与患儿家长沟通签署同意书。

（2）准备物品。

（3）选择合适的静脉：置患儿于平卧位，手臂外展与躯干成 90°角，在预期穿刺部位以上扎止血带，再次评估患儿的血管状况，并选择贵要静脉为最佳穿刺血管，松开止血带，新生儿可选择下肢大隐静脉进行穿刺。

（4）测量定位：测量导管尖端所在的位置，测量时手臂外展 90°，同时测量上臂中段周径（臂围基础值），以供监测可能发生的并发症如渗漏和栓塞，新生儿及小儿应测量双臂臂围，并做好记录（图 7－10）。

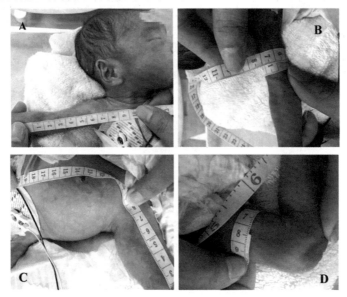

图 7－10　测量导管置入长度

A. 上肢穿刺测量导管置入长度　B. 上臂围测量
C. 下肢穿刺测量导管置入长度　D. 腿围测量

（5）建立无菌区：打开 PICC 无菌包，戴手套，应用无菌技术，准备分隔膜接头，抽吸生理盐水，将第一块治疗巾垫在患者手臂下（图 7－11）。

（6）穿刺点消毒：按照无菌原则消毒穿刺点，范围 10 cm×10 cm。先用乙醇清洁脱脂，再用碘伏消毒。让两种消毒剂自然干燥。更换手套，铺孔巾及第二块治疗巾，扩大无菌区（图 7－12）。

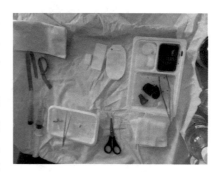

图 7－11　PICC 置管用物

（7）预冲导管：用注满生理盐水的注射器连接"T"形管并冲洗导管，润滑亲水性导丝。撤出导丝比预计长度短 0.5~1 cm。

（8）按预计导管长度修剪导管：在预计长度处，剪去多余部分（图 7-13）。

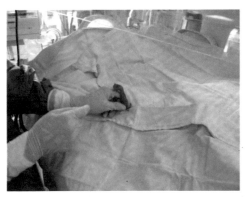
图 7-12　铺治疗巾

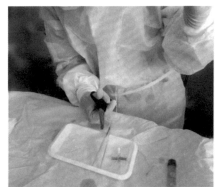
图 7-13　剪去多余导管

（9）穿刺：在上臂扎止血带，使静脉充盈。握住回血腔的两侧，去掉穿刺针前端保护套。穿刺针与穿刺部位保持 15°~30°角进行静脉穿刺，确认回血，立即降低穿刺角度，再进入少许，进一步推进导入鞘确保导入鞘进入静脉（图 7-14）。

（10）从导入鞘中退出穿刺针：松开止血带，左手示指固定导入鞘以避免移位，中指轻压导入鞘尖端所处上端的血管，减少血液流出。按住白色针尖保护按钮，确认穿刺针回缩至针尖保护套中，将针尖保护套放入指定的锐器收集盒。

（11）置入 PICC 导管：用镊子轻轻夹住 PICC 导管（或用手轻轻捏导管保护套）送至"漏斗形"导入鞘末端，然后边缓慢推注生理盐水边将 PICC 导管沿导入鞘逐渐送入静脉（图 7-15）。

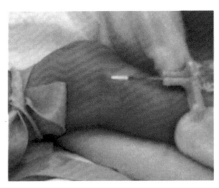
图 7-14　穿刺

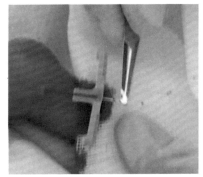
图 7-15　送 PICC 导管

（12）确定导管通畅：用生理盐水注射器抽吸回血，并注入生理盐水，确定是否通畅。

（13）退出导入鞘：PICC 导管置入后，即可退出导入鞘。指压导入鞘上端静脉固定导管，从静脉内退出导入鞘，撕裂导入鞘并从置管上撤离（图 7－16）。

（14）移去导引钢丝：一手固定导管圆盘，一手移去导丝，移去导丝时，要轻柔、缓慢。连接分隔膜接头，生理盐水正压封管。

（15）清洁穿刺点：撕开孔巾上方充分暴露肘部。用乙醇棉棒清洁穿刺点周围皮肤，必要时涂以皮肤保护剂（注意不能触及穿刺点）。

（16）固定导管：将体外导管放置呈"S"状弯曲，在圆盘上贴胶带。在穿刺点上方放置一小块纱布吸收渗血，覆盖一透明贴膜在导管及穿刺部位，贴膜下缘与圆盘下缘平齐，用第二条胶带在圆盘远侧交叉固定导管，第三条胶带固定圆盘（图 7－17）。

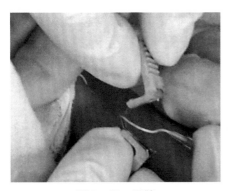
图 7－16　退鞘

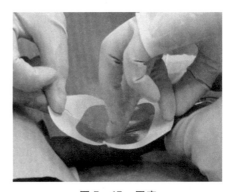
图 7－17　固定

（17）定位：通过 X 线拍片确定导管尖端位置。

（18）记录：穿刺后记录导管名称、批号、导管型号、置入长度、外留长度、所穿刺静脉名称、穿刺过程是否顺利、固定状况、X 线检查结果、臂围、穿刺者姓名、穿刺日期。

（19）指导患儿家长做好导管维护。

（20）清理用物，整理病床单位。

【新生儿 PICC 置管常见问题及处理】

（1）穿刺困难：

1）原因一：患儿体温低或穿刺侧肢体消毒后体温下降。

处理方法：加强保暖，穿刺侧肢体局部温热敷，等待患儿复温血管充盈后再行穿刺。

2）原因二：患儿早期水肿。

处理方法：建议延缓穿刺。

3）原因三：患儿血管细小或血管受到破坏。

处理方法：患儿出生后早期首先留置脐静脉导管，保护外周血管。

（2）送管困难：

1）原因：血管选择不当、血管细小或血管痉挛。

2）处理方法：

a. 首选右贵要静脉，少选头静脉，提高置管成功率。

b. 穿刺前适当镇静或口服少量糖水。

c. 地塞米松浸泡穿刺导管。

d. 送管过程中适当改变患儿手臂的角度（功能位）。

e. 边推注生理盐水边送管。

f. 遇到血管痉挛患儿暂停送管，按摩患儿穿刺侧肢体血管。

g. 重新选择其他血管。

（3）穿刺部位难以止血：

1）原因：患儿血小板异常，出凝血时间异常。

2）处理方法：①按医嘱使用止血药、血制品等。②使用明胶海绵压迫穿刺口止血。

【PICC 置管的维护注意事项】

（1）注射器的选择：

1）严禁使用小于 10 mL 的注射器：小于 10 mL 的注射器可产生较大的压力。如遇导管阻塞可致导管破裂。推荐使用 10 mL 注射器。

2）如果必须使用小剂量的药物，应将药物稀释于较大规格的容器内或在给药前先测试导管内的张力。方法如下：使用 10 mL 注射器或更大的注射器注射 0.9％生理盐水，如未遇阻力，则可使用小规格注射器，缓慢轻柔注射药物。如遇阻力应立即放弃这种操作方法并通知医生，绝不能用力注射任何注射液。

3）家庭护理的患者只应给他们配备 10 mL 或更大规格的注射器。

4）医院或家庭护理使用的注射泵应将压力标准定于不致引起 PICC 导管破裂的压力下。严禁使用用于放射造影的注射泵。

（2）输液接头与延长管：

1）所有导管的连接都应是螺口旋转连接，以避免导管脱落，引起潜在污染。

2）在更换输液管或辅助延长管时，应使用无菌技术，包括拔掉导管前在导管部位使用消毒液。

3）不要在导管附近使用夹子、止血器具和利器。

4）如果导管使用肝素封管，应该具有导管加辅助延长管容积的知识，以便掌握适当的封管液量。

5）注意：使用脂肪乳剂时建议每 72 h 更换辅助延长管。脂肪乳剂可导致辅助延长管的塑料材质退化而产生渗漏或导管破裂。

【导管的拔除】

（1）在没有出现并发症指征时，PICC 导管可一直用作静脉输液治疗。一般不超过 1 年。

（2）导管拔出时，患儿平卧，应从穿刺点部位轻轻地缓慢拔出导管，切勿过快过猛。立即压迫止血，涂以抗菌药膏封闭皮肤创口防止空气栓塞，用敷料封闭式固定。测量导管长度，观察导管有无损伤或断裂。做好 24～48 h 换药直至创口愈合，同时完善护理记录。

【PICC 维护操作】

（1）PICC 敷料更换。PICC 敷料更换原则：更换敷料必须严格执行无菌操作技术。透明贴膜应在导管置入后第一个 24 h 更换，以后每 7 d 更换一次或在发现贴膜被污染（或怀疑污染）、潮湿、脱落或危及导管时更换，所有透明贴膜上应该清楚标记更换敷料的时间。

1）目的：预防深静脉置管感染。

2）适应证：PICC 置管后第一个 24 h，敷料出现松动或潮湿，每 7 d 常规更换一次。

3）操作准备：

a. 环境准备：调节适宜的病室温度。

b. 物品准备：无菌手套 1 副、换药包、透明无菌贴膜、基础治疗盘、皮肤消毒剂。

4）操作程序：

a. 查对 PICC 护理记录或维护手册，了解置管深度、穿刺点局部情况及上次更换敷贴情况。

b. 核对患儿床号、姓名，取得合作。

c. 操作者洗手，戴口罩，准备用物至床边。

d. 测量臂围，与原始资料核对，做好记录。

e. 备胶布，暴露置管部位。用一只手稳定住导管的圆盘，另一只手沿外露导管尾端向穿刺点方向，零角度轻轻揭除原有敷贴，观察穿刺点及局部有无异常。

f. 打开换药包，戴无菌手套，铺孔巾。

g. 用 0.5% 有效碘消毒穿刺点及周围皮肤 2 次，待干。

h. 将暴露体外部分的导管以"S"形定位，取准备好的胶布固定圆盘。

i. 将无菌透明贴膜贴于穿刺点，贴膜应覆盖穿刺点、穿刺点外的导管和圆盘，其下缘与圆盘下缘平齐。

j. 用胶布交叉固定导管尾端，贴于透明贴膜上，导管尾端用胶布妥善固定。

k. 整理床单位或操作台。

l. 清理用物，记录更换敷贴时间于透明贴膜上。

5）注意事项：

a. 更换敷贴必须严格执行无菌操作技术。

b. 揭开原敷贴，0°或180°松解，由下向上朝穿刺点方向揭开。

c. 忌将胶布直接贴到导管体上。

d. 暴露于体外部分的导管必须以"S"形固定，有效防止导管移动。

e. 不可延长贴膜使用时间，更换透明贴膜前应观察穿刺点有无发红、液体渗出或水肿、触摸穿刺点周围有无疼痛和硬结。

（2）PICC 冲洗：

1）目的：保持 PICC 通畅。

2）适应证：在每次静脉输液、给药后；治疗间歇期每 7 d 一次。

3）操作准备：

a. 环境准备：调节适宜的病室温度。

b. 物品准备：基础治疗盘、一次性专用冲洗装置或 10 mL 注射器、生理盐水。

4）操作程序：

a. 核对床号、姓名或维护手册。

b. 洗手，戴口罩，准备用物至床边。

c. 输液前抽回血，见回血后取一次性专用冲洗装置或用注射器抽吸 10 mL 生理盐水，连接 PICC 接头采用推一下停一下的脉冲式冲洗方法冲管，确保通畅后连接输液器并输液。

d. 治疗结束后分离输液接头，取一次性专用冲洗装置或用注射器抽吸 10 mL 生理盐水采用边推注边拔针的正压式封管的方法保持畅通的静脉输液通路。

e. 整理床单位或操作台。

f. 整理用物。

5）注意事项：

a. 正确的冲管与封管技术和常规能保证导管内的正压和导管的完整性。

b. 小于 10 mL 的注射器可产生较大的压力，如遇导管阻塞可致导管破裂，在测定导管压力前，严禁使用小规格注射器。

c. 封管液的选择：一般情况下选用等渗生理盐水冲、封管，若需要用肝素液封管，方法如下。①10 u/mL 稀释肝素液，每 8 h 冲管一次（多用于小儿）。②100 u/mL 稀释肝素液（一支12 500 u肝素加入 125 mL 生理盐水中），每 12 h 冲管一次（多用于成人）。

d. 封管方式（SASH）：S——生理盐水；A——药物注射；S——生理盐水；H——肝素溶液。SASH 就是在给予肝素不相容的药物液体前后均使用生理盐水冲洗，以避免药物配伍禁忌的问题，而最后用肝素溶液封管。

　　e. 封管液量：为了达到适当的肝素化，封管液量应 2 倍于导管＋辅助延长管容积。通常成人为 1～2 mL；小儿为 0.5～1 mL。应足够彻底清洁导管壁，采血或输注药物后尤为重要。

　　f. 正压封管：在封管时必须使用正压封管技术，以防止血液回流入导管尖端，导致导管阻塞。在注射器内还有最后 0.5 mL 封管液时，以边推注药液边退针的方法，拔出注射器的针头。在封管后夹闭延长管系统以保证管内正压。

五、脐静脉导管

【目的】

　　利用新生儿特有的脐静脉置入静脉导管进行药物注射、监测中心静脉压或血标本采集。

【适应证】

　　（1）中心静脉压力监测。

　　（2）紧急情况下静脉输液的快速通路。

　　（3）换血或部分换血。

　　（4）极低出生体重儿。

【禁忌证】

　　（1）腹膜炎。

　　（2）坏死性小肠结肠炎。

　　（3）脐炎。

　　（4）脐膨出。

【优点】

　　（1）操作简单、安全，不需要局麻。

　　（2）减轻患儿痛苦。

　　（3）易固定、不易脱落。

　　（4）一次置管成功率高，节省时间和人力，并发症少。

　　（5）药物经过导管注入下腔静脉后，由于管腔粗、血流量大，药液可被迅速稀释。

　　（6）可以直接输注较高浓度、刺激性强和高营养液体。

【操作准备】

　　（1）置管前与患儿家属沟通：与家属讲明脐静脉置管的意义及可能出现的并发症，征得同意后请家属签字。

　　（2）环境准备：使用紫外线和循环风空气消毒机进行空气消毒，调节适宜的环境温湿度。

（3）物品准备：脐静脉穿刺包（无菌孔巾、治疗巾、止血钳、剪刀、镊子、纱布、弯盘、丝线）、无菌手套、口罩、帽子、一次性无菌手术衣、10 mL 注射器、肝素帽、一次性静脉输液钢针、肝素盐水（每毫升生理盐水含肝素 1～3 u）、皮肤消毒剂、胶布、测量尺。

（4）患儿准备：心电、血氧饱和度监护，保暖，仰卧位，固定四肢，0.5%有效碘常规消毒脐带及周围皮肤，尤其脐轮皱褶处。

【操作程序】

（1）将患儿放置仰卧位，用尿布包裹双下肢，以稳定患儿。

（2）戴口罩、帽子，穿一次性无菌手术衣，戴无菌手套。

（3）用 0.5%有效碘消毒脐部及其周围皮肤。

（4）用 10 mL 注射器抽取肝素盐水，将肝素盐水充满插管系统，不得有任何气泡。

（5）铺巾，暴露头部和双脚，密切观察操作期间是否出现双下肢血管痉挛或窘迫表现。

（6）在脐带根部系上一根丝线，以减少出血。

（7）鉴别血管：可见 2 个脐动脉和 1 个脐静脉开口，动脉壁厚，孔小，通常位于 4 点和 7 点位置，静脉壁薄，腔大，通常位于 1～11 点处。

（8）用弯止血钳向上稳定地钳住脐带的根部，用镊子打开并扩张脐静脉。

（9）将脐静脉导管插入脐静脉时，提起脐带与下腹部成 30°～45°角，略偏左腿，导管插入时，方向稍偏右上方约 30°角，可与腹内脐静脉成一直线。

（10）将导管插到预定深度后，用注射器抽吸见血液回流后连接输液管。

（11）固定：在脐带切面做荷包缝合将线绕导管数圈后系牢，用胶布粘成桥状以固定导管。

（12）X 线片定位，并调整插管深度。

【脐静脉置管护理】

（1）接触患儿前后洗手，严格执行无菌操作。

（2）防止静脉血栓，确保导管内无小血凝块，每 6 h 用肝素盐水冲管一次，不间断输液，速度不低于 3 mL/h。从导管处取血后，要及时用肝素盐水冲管，更换有血液残留的肝素帽，避免堵管或增加感染的机会。输注脂肪乳时，每 6 h 冲管一次，防止脂肪乳沉积在导管，输注不同药物之间用生理盐水冲管，防止因药物配伍禁忌导致沉淀物生成而堵塞导管。

（3）输液时排尽空气，输液系统各接头连接严密，严防空气栓塞。一旦出现立即将患儿置于头低足高左侧卧位，争取抢救时机。

（4）应用微量泵控制输液速度，因脐静脉管腔大，应避免输液速度过快导致急性肺水肿。

（5）防止脐部感染，每天用 0.5％有效碘消毒脐部，观察脐部及周围组织有无红肿渗血、渗液等感染迹象。及时更换敷料（或不用敷料），置管后前 3 d 每 24 h 更换敷料，之后每 48 h 更换敷料，敷料被尿液、大便等污染时应随时更换。保持脐部周围皮肤干燥，可擦浴，防止大小便污染脐部。

（6）每班检查并记录导管的外露长度，及时更换松动的胶布，严防导管移位脱出。

【注意事项】

（1）插管过程中和插管后，应密切观察可能发生的并发症：误插在肝门静脉沟处、穿破肝实质、门静脉高压、肝细胞坏死（多由注入药物引起）、呼吸暂停、心室纤颤、心脏停搏（并发症多于插管过深进入心腔所致）、食管充血、血栓形成及栓塞、空气栓塞、感染、败血症等。不同体重患儿脐导管插入深度见表7－2。

表7－2　不同体重患儿脐导管插入深度

体重（g）	插入深度（cm）
＜1 000	6
1 000～1 500	7
1 500～2 000	8
2 000～2 500	9
＞2 500	10～12

（2）导管尖端位置：

急诊：脐静脉。

非急诊：下腔静脉－右心房交界处。

常规定位方法：胸腹联合 X 线片；膈上 0～1 cm。

如有条件，可行超声心动图检查。

（3）脐静脉拔管的护理：

拔管指征：病情好转出院；出现并发症；导管留置时间超过 14 d。

（4）应尽量缩短导管留置的时间，达到治疗目的后应尽早拔除导管，以减少感染机会。通常导管保留 7 d 左右，一旦出现血栓、气栓、感染等现象应立即拔管。

（5）每日用 0.5％有效碘常规消毒脐部，直到脐带残端脱落、伤口干燥为止，常规加压包扎脐部 24 h。

六、静脉输液港

【适应证】

需长期或重复静脉输注药物的患儿，包括输注肠外营养液、化疗药物；进行输血或采集血标本。

【禁忌证】

任何确诊或疑似感染菌血症或败血症的患者；对输液港材质过敏的患者。

【操作准备】

环境准备：室内光线充足、安静，符合无菌操作、职业防护要求。

物品准备：一次性静脉输液钢针、20 mL 注射器、无损伤针、肝素帽、透明敷料、生理盐水 100 mL、无菌手套、胶布、75％乙醇、皮肤消毒剂、无菌剪刀、采血管、换药包（内含孔巾 1 块、弯盘 2 个、小药杯 2 个、中纺纱 1 块、镊子 1 把、棉球 6 个）。

【静脉输液港输液操作步骤】

（1）评估：

1）在使用输液港前首先要查对医嘱，并双人核对。

2）操作前做好解释，获得患者的配合。

3）评估患者，详细检查输液港周围皮肤有无压痛、肿胀、血肿、感染、浆液脓肿等，同时了解输液港侧的肢体活动情况，嘱患者排尿、排便。

4）护士按照七步洗手法洗手。

（2）消毒：

1）携用物至床旁，暴露输液港穿刺部位，检查穿刺部位，确认注射座的位置。

2）免洗消毒液洗手，打开换药包，将注射器、无损伤针等物品放入无菌区。

3）取消毒液。

4）右手戴无菌手套，持无菌 20 mL 注射器，左手持生理盐水袋，抽吸 20 mL 生理盐水。

5）左手戴无菌手套。

6）连接无损伤针，排气，夹闭延长管。

7）行皮肤消毒，先用 75％乙醇棉球以输液港注射座为中心，由内向外，顺时针、逆时针交替螺旋状消毒 3 遍，消毒范围直径为 10～12 cm。

8）再用 0.5％有效碘棉球重复以上步骤。

9）等待完全干燥。

（3）穿刺：

1）更换无菌手套，铺孔巾。

2）用非主力手的拇指、示指和中指固定注射座，将输液港拱起，主力手持无损伤针，自三指中心垂直刺入，穿过隔膜，直达储液槽底部，遇阻力不可强行进针，以免针尖与底部硬碰形成倒钩。

3）穿刺后抽回血，确认针头是否在输液港内及导管是否通畅，用 20 mL 生理盐水脉冲式冲管。

4）连接肝素帽。

5）注意事项：①若抽不到回血，可先注入 5 mL 生理盐水后再回抽，使导管在血管中漂浮起来，防止三向瓣膜贴于血管壁。②必须使用无损伤针穿刺输液港，否则容易损伤注射座隔膜，导致漏液。无损伤针每 7 d 需要换一个。③冲洗导管、静脉注射给药时必须使用 10 mL 以上的注射器，防止小注射器的压强过大，损伤导管、瓣膜或导管与注射座连接处。

（4）固定：在无损伤针下方垫适宜厚度的纱布，撤孔巾，然后覆盖透明贴膜，固定好无损伤针，最后用胶布固定延长管，注明时间。

（5）连续输液及静脉注射：

1）连续输液：①用药前双人核对医嘱及药物；②用抽吸好 10 mL 生理盐水的注射器接一次性静脉输液钢针、排气；③常规消毒肝素帽后，无损伤蝶翼针刺入肝素帽；④抽取回血，见回血，确认位置后，脉冲式注入 10 mL 生理盐水，以冲洗干净导管中的血迹；⑤连接输液系统，打开输液夹，开始输液；⑥输液完毕，常规脉冲冲管、正压封管。

2）静脉注射：①抽取回血，见回血，确认位置后，脉冲式注入 10 mL 生理盐水，冲洗干净导管的血迹；②更换抽好药液的注射器，缓慢推注药物，完成静脉注射，推注化疗药物时，须边推注药物边检查回血，以防药物渗出血管外损伤邻近组织；③注射完成，常规脉冲冲管、正压封管。

（6）输液港冲管和封管。冲管时机：①每次使用输液港后；②抽血或输注高黏滞性液体（全血、成分血、全肠外营养药物、白蛋白、脂肪乳）后，应立即冲干净导管再接其他输液；③输注两种有配伍禁忌的液体之间；④治疗间歇期每 4 周冲管一次。正压封管：输液完毕后用 100 u/mL 肝素钠封管液 5 mL，一手固定注射器，另一手边推注边拔针，维持管内正压。

【用输液港采血操作】

（1）准备好相关物品。

（2）消毒肝素帽后，用 10 mL 注射器抽出 3～5 mL 血液丢弃。

（3）然后接空的 20 mL 注射器，抽取适量血标本，分别注入试管，以便送检。

（4）最后用 20 mL 生理盐水脉冲式冲管、正压封管。

【更换敷料】

（1）准备用物：换药包（弯盘 2 个、小药杯 2 个、中纺纱 1 块、镊子 1 把、棉球 8 个）、透明敷料贴、纱布、清洁手套 1 副、无菌手套 1 副、75％乙醇、皮肤消毒剂。

（2）免洗消毒液洗手，打开换药包。

（3）戴清洁手套，揭除敷贴，观察局部皮肤。

（4）脱手套，再次用免洗消毒液洗手后戴无菌手套。

（5）用 75％乙醇棉球以输液港注射座为中心，由内向外，顺时针、逆时针交替螺旋消毒 3 遍，消毒范围直径为 10～12 cm，然后消毒无损伤针翼及延长管，再用 0.5％有效碘棉球重复以上步骤。

（6）在无损伤针下方垫适宜厚度的纱布后覆盖透明贴膜，固定好无损伤针，最后用胶布固定延长管。

（7）注明换药时间。

【拔针】

当无损伤针已使用 7 d 或疗程结束后，需要拔除无损伤针。

（1）准备用物：清洁手套，输液贴或止血贴 1 块，皮肤消毒剂，棉签。

（2）免洗消毒液洗手，戴无菌手套。

（3）撕除敷贴，检查局部皮肤。先用 20 mL 葡萄糖溶液冲管，再用肝素盐水 3～5 mL 正压封管，肝素盐水为每毫升 100 u 肝素。

（4）左手两指固定好输液港注射座，右手拔出针头，用纺纱压迫止血 5 min。检查拔出的针头是否完整。

（5）用 0.5％有效碘棉签消毒拔针部位。

（6）贴输液贴（或止血贴）覆盖穿刺点。

【护理要点】

（1）操作过程严格无菌操作。

（2）观察植入部位皮肤有无红、肿、热、痛等局部感染症状，有无皮肤坏死、表面溃疡等异常现象发生，并观察有无药液外渗、全身感染、导管堵塞、导管异位（如颈静脉异位在输刺激性药物时可出现头痛、偏头贴肩液体不滴、冲管听到水流声等）等表现。

（3）输注过程观察针头是否固定良好，有无漏液。

（4）做好患者健康宣教，输注过程指导患者适当活动，保持输注针头固定，避免药物外漏。

（5）做好护理文件记录：包括植入港的资料、植入日期和时间、X 线导管尖端位置、穿刺部位情况、并发症及处理措施、导管维护情况、执行者签名等。

【并发症及其防治】

（1）输液不畅或回抽困难：①原因：导管堵塞、导管夹闭综合征。②预防和处理：按规定及时、正确进行冲、封管，避免血液或药物反应沉积造成导管堵塞；怀疑发生导管血栓或蛋白鞘形成可进行造影检查，若确诊进行溶栓治疗。出现导管夹闭综合征，根据夹闭的严重程度，决定保留导管或拔出导管。

（2）药液外渗的预防及处理：使用合适长度的穿刺针，正确穿刺输液港，妥善固定穿刺针和输液港装置，必要时通知医生处理。

（3）导管脱落或断裂的预防及处理：使用 10 mL 以上的注射器推注药物或冲、封管；禁止经输液港使用高压泵推注；发生导管断裂或脱落及时通知医生处理。

（4）导管相关感染的预防与其他中心静脉导管相同。

第四节　家属教育

一、一次性静脉输液钢针通路家属教育

（1）宝宝在输液时，我们应该注意观察什么？

观察穿刺局部有无红、肿、热、痛、渗液、发痒等，如有应及时告知护士给予处理。

（2）宝宝输液扎针，他一直动，输着输着就跑针了，我该怎么做？

1）静脉输液过程中，做好固定，使患儿安静不乱动，保证输液顺利进行。

2）给患儿讲故事以分散注意力。

3）做身体的接触，抚摸患儿身体，可缓解患儿的"皮肤饥饿"症状，特别是婴儿，在进行静脉输液时，可抚摸患儿的身体，消除其不安情绪。

（3）宝宝扎针总是哭闹得特别厉害，作为家长我应该做些什么呢？

1）对于在输液过程中哭闹严重的患儿，可提着输液架在输液区周围走动或到人少安静的地方进行输液，以避免或减少患儿在输液过程中的躁动和输液肢体的甩动，避免输液故障的发生。

2）如患儿忽然出现大哭、烦躁不安，及时告知护士做相应处理。

二、外周留置针通路家属教育

（1）宝宝留置针可不好扎了，住院期间天天输液，好不容易扎上，怎么样才能用得时间长一点啊？

1）留置针敷贴及胶布要保持干燥、清洁，可用湿毛巾擦拭周围皮肤，不可冲淋，如果敷贴及胶布潮湿或松动，及时告知护士给予更换。

2）如局部有红、肿、热、痛、渗液、发痒等，及时告知护士做相应处理。

3）留置针留置在头部需要减少摩擦，避免打折、滑出，防止患儿抓脱，抱患儿时，留置针不要贴近家长以减少摩擦，适当握住患儿上肢预防抓脱。头上可戴松紧合适的帽子以防止患儿抓扯留置针；睡觉时不要压迫针头，需要侧卧时可在背部垫一枕头或靠垫，防止翻身压迫针头。

4）留置针留置在四肢需要减少活动，避免碰撞，可戴上手套，穿上袜子或裹上毛巾，采用合适托板固定，以限制关节活动。留置针在脚踝内侧时要分开两腿，防止摩擦留置针，可在双腿间放一小枕或将有留置针的脚抬高，不可向有留置针的一方侧卧。留置针在脚踝外侧时，应向没有留置针的一方侧卧或抬高有留置针的脚，以减少摩擦。穿衣服先穿穿刺侧肢体，脱衣服时后脱穿刺侧肢体，以保护留置针。

（2）我们宝宝总是不听话地动有留置针的手，都回好多血，怎么办啊？

剧烈运动或哭闹时，血管内压力升高导致留置针管内少量回血，对这一现象不必过分紧张，及时告知护士给予处理，以免影响下次输液。

（3）如果宝宝哭闹厉害时，留置针不慎脱落时怎么办？

如留置针不慎脱出，立即用棉球压迫出血点 10～15 min。

（4）我们家宝宝的留置针一般能用几天啊？

小儿静脉留置针留置时间一般为 3～5 d。

三、中心静脉导管通路家属教育

（1）中心静脉导管那么贵，我们要怎么保护啊？

1）首先，穿刺部位保持清洁、干燥，可用湿毛巾擦拭周围皮肤，不可冲淋，如果敷贴及胶布潮湿或松动，要告知护士及时处理。

2）其次，穿刺局部有红、肿、热、痛、渗液、发痒等情况，告知护士及时处理。

3）再次，减少穿刺侧肢体活动，避免碰撞，可戴上手套，或采用合适夹板固定，以限制关节活动。最好穿开领衣服，穿衣服先穿穿刺侧肢体，脱衣服时后脱穿刺侧肢体，以保护中心静脉导管。

4）最后，活动时需要注意，避免牵动导管；睡觉时，建议不压迫置管侧肢体，以免因回血而堵管。

（2）如果宝宝不听话，总想玩弄导管外露部分，我该怎么做？

1）切记看好宝宝，不要玩弄导管的体外部分，以免损伤导管或把导管拉出体外。

2）如果发生导管体外部分破损、断裂，立即告知护士，护士会立即修复导管以防导管体外部分滑落到体内。

（3）我家宝宝调皮把敷贴撕了怎么办啊？

看好宝宝，不要擅自撕下敷贴，如果敷贴有卷曲、松动，及时告知护士处理。

（4）宝宝带中心静脉导管的那侧肢体肿了，是什么原因啊？

置管侧肢体肿胀为可疑血栓形成或活动减少影响回流造成。如增加活动后仍肿胀者为血栓形成，立即告知护士处理，必要时彩超或血管造影确认。

（5）我们宝宝中心静脉导管拔管后是不是按压的时间要长点儿啊？

拔管后局部压迫 15～20 min。

四、经外周静脉置入中心静脉导管通路家属教育

由于 PICC 留置时间一般较长，患者参与对导管的安全使用非常重要，因此要对患者进行相关的、反复的健康教育，并为患者提供教育内容的文字资料或相关网页，直到患者完全掌握。健康教育要达到以下目标：留置期间导管不脱出，敷料不潮湿，按时到具备相应技术条件的医疗机构进行维护护理，出现相关并发症能及时到医疗机构进行处理。

（1）宝宝带有 PICC，是不是不能洗澡了？

PICC 置管后可以洗澡，须在敷料上先裹小毛巾，再用保鲜膜包裹，水不能直接冲淋穿刺局部，敷料潮湿及时到医院更换。

（2）宝宝太不听话，怎么做才能不使导管脱落受伤？

当敷料松动、脱落时要及时告知护士更换，同时避免外力牵拉管道，穿衣时先穿穿刺侧手臂，脱衣时相反，平时可用弹力网套保护。要教育患儿不要玩弄或牵拉导管。

（3）有 PICC 的肢体是不是不能活动？

1）肘上置管后 24 h 内减少穿刺侧手臂的屈肘活动，避免穿刺侧手臂用力过度，可握拳（至少每天 3 次，每次 100 下）和进行日常生活活动，以促进穿刺侧上肢血液循环。有出血倾向患者，伤口停止出血前减少活动，以后正常活动。如不动反而会增加静脉炎的发生率。睡眠时避免压迫穿刺肢体，可用软枕垫高。

2）避免提重物、举高、用力甩膀活动，避免游泳、泡澡。

3）日常生活、工作不受影响。

（4）宝宝的 PICC 出现哪些意外情况时，我需立即告知护士？

1）置管后 24 h 内，为了减少伤口的出血，局部加压包扎，出现伤口出血较多，手臂手指发胀、麻木，皮肤颜色发紫、苍白等异常情况。

2）伤口、手臂：红、肿、热、痛、活动障碍。

3）敷料：污染、潮湿、松动、脱落。

4）导管：漏水、脱出、折断。

（5）宝宝带着 PICC 在家时，我该注意哪些问题？

1）如有任何不适请及时到医院处理。

2）减少伤口感染：保持穿刺局部清洁、干燥，按要求定时维护导管，一般每周1～2次，当出汗多、穿刺局部发红时要增加换贴次数，敷料松动、脱落时要及时更换。

3）避免增加胸膜腔内压的活动，如提较重的物体等。

五、静脉输液港通路家属教育

（1）宝宝在使用PORT时要注意什么？

保持局部皮肤清洁、干燥，观察输液港周围皮肤有无发红、肿胀、灼热感、疼痛等炎性反应。如有异常应及时联络医生或护士。

（2）有PORT的肢体能活动吗？

需避免使用同侧手臂提过重的物品、过度活动等。不用这一侧手臂做引体向上、托举哑铃、打球、游泳等活动度较大的体育锻炼。避免重力撞击、敲打、挤压或用力推拉输液港部位。

（3）宝宝在家不输液时，怎样护理PORT？

治疗间歇期每4周对静脉输液港进行冲管、封管等维护1次，建议回医院维护。

（4）如果宝宝做检查的话，应该注意什么？

做CT、MRI、造影检查时，严禁使用此静脉输液港高压注射造影剂，防止导管破裂。

（5）如果宝宝的PORT有异常情况，我该怎么做？

1）如肩部、颈部出现疼痛及同侧上肢出现水肿或疼痛等症状，应及时回医院检查。

2）如出院不能回院维护治疗，务必在当地找正规医院的专业人员维持治疗。不详之处请护士与置管医院联系。

第八章 老年静脉输液治疗护理技术

第一节 老年静脉血管解剖与生理病理改变

一、静脉血管解剖

静脉血管壁分三层：外膜、中膜、内膜，每一层的结构不同，承担着不同的作用。

外膜：是血管最外一层，它由弹性纤维和疏松组织组成。

主要作用：支持和保护血管。

中膜：是静脉的主要组成部分，由弹性蛋白、胶原、平滑肌纤维组成。

主要作用：维持血管壁的张力，有收缩、舒张的功能。

内膜：是血管的最里层，由内皮细胞、基质膜组成。

主要作用：内膜非常光滑，血液能在血管内畅通无阻地流动，它能分泌肝素及前列腺素（PG），起抗凝作用。

二、静脉血管生理病理变化

随着年龄的增加，老年人静脉血管的结构也发生着变化。

外膜：组织松弛，弹性纤维磨损，血管弹性降低。由于血管结构发生了变化，导致血管的脆性增加，弹性及韧性减弱，血管硬化，易滑动。个别老年人消瘦、衰竭、体胖、水肿的现象较常见，血管滑而不易固定。

中膜：纤维化、脂肪化、钙沉积。

内膜：增厚、粗糙、管腔狭窄，血流速度减慢。

三、皮肤改变

皮肤老化，皱纹增加，皮下组织疏松，皮肤干燥，表皮菲薄。

皮肤松弛，皮肤韧性增强，皮下脂肪减少，血管易滑动，难固定。

皮肤颜色较深，老年斑多，影响静脉的可视程度。

第二节 老年静脉穿刺工具的选择

老年患者多伴有慢性病,病程长,血管壁硬化,管腔狭窄,增加了穿刺的难度。因此,外周静脉穿刺时选择合适的穿刺针非常重要。有研究证实:针头进入血管内越长,对血管壁的机械性刺激和损伤面积越大,损伤程度越严重,红细胞及其血浆成分渗出增多,血管瘀血越明显,易继发血栓形成。因此,老年患者宜选择针梗短、细,针尖斜面短并能满足输液需求的一次性静脉输液钢针。

经过大量的临床实践证明,5.5号一次性静脉输液钢针在老年患者输液中应用效果最佳。使用5.5号一次性静脉输液钢针可减少针头斜面与皮肤的接触面,刺过皮肤时阻力小,容易穿刺,且对皮肤刺激小,疼痛较轻,可降低患者的不适感,对血管的损伤小,并能提高穿刺成功率,减少拔针后出血和瘀血,对长期输液者有保护血管的作用。

5.5号一次性静脉输液钢针与其他类型针头的比较,见表8-1。

表8-1 5.5号一次性静脉输液钢针与其他类型针头的比较

针头型号	针梗长度(cm)	针尖斜面(cm)	内径(mm)
5.5	1.50	0.20	0.30
7.0	2.50	0.30	0.55
8.0	2.50	0.32	0.80

随着输液穿刺工具产品种类的日新月异,产品性能也在不断地优化。新的输液工具的技术标准已不再以功能为主,而是以人体舒适、造成的损伤最小、安全性能最好为目的。一方面,为保证各类导管在血管内达到最佳的留置效果,围绕易于穿刺、柔韧性好、降低静脉炎发生率、减少渗出等方面,导管材料的性能在不断改善,具有良好的生物相容性,可有效地提高护士工作效率,降低输液并发症的发生率。另一方面,在20世纪80年代,随着第1例因针刺伤感染HIV的患者被证实后,针刺伤受到重视。人们认识到安全输液的对象不应只是针对输液对象,它还应该包括对静脉输液的执行者——护士。输液产品的安全性能受到重视,许多基于安全目的的产品应运而生。此类产品可归为两大类,一是静脉输液无针系统,除用套管针进行一次性穿刺外,配药、注射、输液、抽血等一系列临床操作,都不需要使用一次性静脉输液钢针穿刺肝素帽接输液通道,而是采用无针输液接头直接与周围静脉留置套管针或中心静脉导管等连接。二是具有安全保护性装置的产品,如可收缩针头的注射器、带保护性针头护套的注射器、针头可

自动变钝的注射器、自毁型注射器，以及各种安全型套管针等，这类产品的共同特点是针头在使用后及使用时与使用者处于隔离状态，从而可杜绝可能的血液接触及针刺伤。

患者如果病情危重，需长期输液或经常输注高渗、大量液体时，应考虑应用中心静脉导管。中心静脉导管包括：PICC 和 CVC。

第三节　老年静脉通路的选择

一、外周静脉通路

（一）选择原则

（1）一般选择粗、直、可见、弹性好、容易固定、不易滑动、血流量较丰富的血管。

（2）先远心端，后近心端（留置针除外）；先上肢，后下肢（尽量不选下肢血管）。

（3）选择皮肤完整且血管弹性好的部位。

（4）根据输液量、液体的性质，选择不同的血管，如等渗溶液、输液量 500 mL 以内，可选择周围小血管；高渗溶液、输液量 1 000 mL 以上时，选择前臂以上的中静脉血管。

（二）注意事项

（1）避免选用关节附近、活动受限部位的血管，避开静脉瓣。

（2）不宜选滑动、硬化、条索状的血管。

（3）不宜选外伤、受损伤未愈或局部闭塞的血管。

（4）不宜选皮肤破损或有瘢痕部位的血管。

（5）不宜选有疼痛感的血管。

（6）不宜选原有穿刺点处。

（7）尽量不选偏瘫肢体或废用综合征的肢体。

（8）不宜选有深静脉栓塞肢体的血管。

（9）手背静脉可采用逆行静脉穿刺法。

二、中心静脉通路

（一）选择总原则

患者如病情危重、需要长期输液、经常输注高渗或大量液体，应考虑中心静脉通路。首选 PICC，其次可选择 CVC 和 PORT。为了不影响老年患者活动和形成下肢静脉血栓，应尽量避免穿刺股静脉。

（二）注意事项

（1）选择合适的血管进行穿刺。

（2）选择型号、材质适宜的中心静脉导管，能满足患者所有治疗需求即可。

（3）为了防止下肢静脉血栓的形成，一般情况下不选择股静脉穿刺输液治疗。

第四节　健康教育

一、一次性静脉输液钢针通路

（1）避免穿刺部位受压及输液管道扭曲、折叠。

（2）输液时在护理人员指导下活动。

（3）局部有发红、刺痛、发胀等异常感觉，及时告知值班人员。

（4）有液体输入不畅、不滴、回血等情况，即刻通知医护人员。

（5）拔针后顺血管走向按压穿刺点上方 1.5 cm 处，加大受压面积，使皮肤穿刺点与血管穿刺点同时受压，并抬高输液侧肢体，时间约为 5 min，可有效避免皮下出血。

二、外周静脉留置针通路

（1）避免穿刺部位受压。

（2）穿衣服先穿穿刺侧肢体，脱衣服时后脱穿刺侧肢体。

（3）局部有疼痛、发热等不适时及时告知值班人员。

三、中心静脉导管通路

（1）保持局部皮肤清洁、干燥，如有出汗或潮湿及时通知护士更换敷贴。

（2）穿脱衣服时注意避免牵拉导管，最好选择穿开衫。

（3）如果局部出现疼痛、体温升高及时告诉护士。

四、经外周静脉置入中心静脉导管通路

（1）穿脱衣服时，先穿置管侧肢体；脱衣服时，后脱置管侧肢体，以免将导管带出。

（2）沐浴时，用一次性塑料薄膜包裹穿刺局部和外置导管，置管侧肢体避免浸泡于水中。沐浴后观察局部，若敷贴潮湿或松动，则需更换（注意无菌操作）。

（3）睡眠时，避免压迫置管侧肢体而引起回血后堵管。

（4）拔管后局部压迫 15～20 min。

（5）活动时，不建议用力活动置管侧肢体，严禁提重物及静止不动。

（6）离开医院后，要保证每周更换敷贴及脉冲式冲管和正压封管。

五、静脉输液港通路

【注意事项】

（1）保持局部皮肤清洁、干燥，如有出汗等潮湿时通知护士更换。

（2）穿脱衣服时注意避免牵拉导管，最好穿开衫。

（3）如果出现体温升高、局部疼痛及时告诉护士。

【意外事件处理】

（1）患者出现港体植入处、穿刺处局部皮肤发红，有渗出物，可伴有发热、寒战，应抽导管内血液及外周血液进行细菌培养，比对结果阳性者拔出。

（2）输液过程中滴速明显减慢，考虑堵管，处理参照第六章第三节"二、经外周静脉置入中心静脉导管并发症识别、处理与预防"。

（3）使用过程中患者突然意识或肢体活动障碍，应警惕血栓脱落后栓塞。做凝血和血小板活化检查，征求医生意见，酌情拔管。

第九章　静脉输液治疗应急预案

第一节　静脉输液致空气栓塞应急预案

（1）发现空气进入患者体内时，立即关闭静脉通路，防止空气进一步进入。

（2）立即置患者于头低足高左侧卧位，同时通知医生，配合医生做好应急处理。

（3）立即给予高流量氧气吸入，病情允许可进行高压氧治疗。

（4）如有脑性抽搐可应用安定，也可应用激素减少脑水肿，或者应用肝素和低分子右旋糖酐改善微循环。

（5）患者病情稳定后，据实详细记录空气进入原因、空气量及抢救处理过程。

（6）继续观察并记录，直至患者完全脱离生命危险。

第二节　静脉输液致急性肺水肿应急预案

（1）立即协助患者取坐位，两腿下垂，减少静脉回流，减轻心脏前负荷。

（2）通知医生及时抢救，迅速建立两条静脉通路，遵医嘱正确使用药物。

（3）给氧，高流量鼻导管吸氧 6～8 L/min，同时湿化瓶中加入 25%～30% 乙醇，以减轻肺泡内泡沫表面张力。

（4）遵医嘱给药。①镇静剂：吗啡加生理盐水稀释后静脉注入 2～4 mg 或者 5～10 mg 肌内注射（呼吸抑制、昏迷、休克和痰液较多者禁用）。②利尿剂：呋塞米 40 mg 静脉注入。③洋地黄制剂：去乙酰毛花苷（西地兰）0.2～0.4 mg 静脉注射。④解痉平喘：氨茶碱 0.25 g 加 5% 葡萄糖注射液 20～40 mL 稀释后缓慢静脉注入。⑤血管扩张药物：硝酸甘油 0.5～1 mg 舌下含化；或硝普钠 5～10 mg 加 5% 葡萄糖注射液 100 mL 缓慢静脉滴注；或应用输液泵控制滴速（8～400 μg/min）。⑥激素：地塞米松 10～20 mg 加液体静脉滴注。

（5）保持呼吸道通畅，观察患者咳嗽情况、痰液性质和量，协助患者咳嗽、排痰。

（6）严密观察患者呼吸频率、意识、精神状态，皮肤颜色、温度，肺部啰音的变化，监测血气分析结果。

（7）安慰患者及其家属，给患者提供心理护理。

（8）按时间顺序准确记录具体抢救护理措施，在抢救结束后 6 h 内完成护理记录。

第三节　穿刺置管致心律失常应急预案

（1）立即停止置管，置患者于平卧位，通知医生。

（2）立即给予心电监护，准备除颤仪及抢救物品。

（3）同时建立静脉通道，遵医嘱用药。

（4）嘱患者深呼吸。

（5）严密观察心率、心律变化。

（6）出现恶性心律失常（如室速、室颤）立即给予心肺复苏术。

（7）规范记录。

第四节　穿刺置管致心搏骤停应急预案

（1）立即停止置管，置患者于平卧位，通知医生。

（2）立即给予心肺复苏术。

（3）给予心电监护，准备除颤仪、抢救物品。

（4）如口鼻有分泌物，清除口鼻分泌物，保持呼吸道通畅，给予氧气吸入或简易呼吸器辅助呼吸，必要时插管辅助呼吸。

（5）建立静脉通道，遵医嘱用药。

（6）心搏恢复后，头部置冰帽，大血管处放置冰袋冷敷。

（7）严密观察病情，预防各种并发症，如脑水肿等。

（8）如抢救无效，心搏、呼吸未恢复，确定死亡时间，做好尸体料理及家属安抚。

（9）按规范记录护理记录单。

第五节　静脉输液反应应急预案

（1）立即减慢输液速度，严重者停止输液。

（2）更换输液器。

（3）高热时给予物理降温。

（4）报告医生并遵医嘱做相应处理。

（5）情况严重者就地抢救，必要时行心肺复苏。

（6）严密观察病情，在护理记录单上认真记录患者生命体征、病情变化及抢救过程。

（7）及时报告医院护理部、感染科、药剂科、消毒供应中心。

（8）保留输液器和剩余的药液分别送供应室和药剂科，同时取相同批号的液体、输液器和注射器分别送检。

第六节　静脉输液致肺栓塞应急预案

（1）发生心搏、呼吸骤停时立即给予人工心肺复苏术。

（2）通知医生，迅速建立静脉通道，给予氧气吸入。

（3）遵医嘱给予止痛药物，通常使用哌替啶 50～100 mg 肌内注射或吗啡2～4 mg 稀释后静脉注射，并备好溶栓药物及其他抢救药品。

（4）严密监测生命体征变化，注意观察患者意识状态，准确记录，发现问题及时通知医生给予处理。认真监测给氧、止痛及抗凝治疗效果，及时调整护理措施。

（5）患者病情好转，神志清楚，生命体征逐渐平稳后，护理人员应给患者做好：

1）清洁口腔，整理床单位，更换脏床单及衣服，避免受凉。

2）安慰患者及其家属，给患者提供心理护理。

3）按时间顺序准确记录具体抢救护理措施，在抢救结束后 6 h 内完成护理记录。

（6）患者病情稳定后，向患者详细讲解诱发因素，制定有效的预防措施，防止类似的情况再次发生。

第七节　细胞毒性药物外渗应急预案

（1）立即停止化疗药物的输注，并报告医生。

（2）评估患者外渗（漏）的面积，药物外渗的量，皮肤的颜色、温度，疼痛的性质。

（3）立即用2％利多卡因、地塞米松、生理盐水混合后局部皮下注射封闭。

（4）冷敷2 h（个别药物除外），禁止热敷。

（5）33％硫酸镁湿敷，湿敷部位应超过外渗部位2～3 cm，时间保持24 h以上。

（6）中药如意金黄散调成糊状，敷于外渗部位，用护肤膜覆盖在中药之上防止水分丢失，保持24 h以上。

（7）因药物外渗局部皮肤有破溃、感染时，应报告医生及时给予清创、换药处理。

（8）抬高患肢，减轻肢体肿胀。

（9）外渗部位未治愈前，禁止在外渗区域周围及远心端再进行各种穿刺注射。

（10）护士在整个化疗药物外渗处理过程中要关心、体贴患者，做好心理护理，减轻患者的恐惧不安情绪，以取得合作。

（11）记录渗漏局部的处理情况，向患者说明并交代注意事项。

（12）严密观察渗漏处皮肤颜色、温度、弹性、疼痛的程度和变化并记录。

第八节　PICC置管过程中导丝误入血管应急预案

（1）导丝一旦误入血管应立即在肢体近心端扎紧止血带，阻断静脉血液回流。

（2）限制活动，防止导丝随血液循环进入近心端深层血管及心脏。

（3）立即通知血管外科、导管室紧急会诊。

（4）建立并维持静脉通道，准备急救用物。

（5）将患者推送至中心导管室，在X线定位下取出导丝。

（6）做好患者及其家属的安抚工作。

（7）如无处理条件时，转上级医院。

第九节　静脉穿刺置管过程中晕针应急预案

（1）发生晕针时应立即停止穿刺，取平卧位、头低脚高位以增加脑部供血及回心血量。保持呼吸道通畅。

（2）按压或针刺人中、合谷穴，嘱患者放松，深呼吸，数分钟后患者可自行缓解。

（3）按压太冲穴（第一跖骨与第二跖骨间凹陷处）是预防晕针的重要措施，此穴有降低神经兴奋性、松弛肌肉痉挛的作用，从而预防因疼痛刺激诱发的晕针。

（4）虚脱、出汗者可喝热开水或热糖水，适当保暖。

（5）重度反应、经上述处理仍不能恢复者，应静脉注射50％葡萄糖注射液，供氧，监测生命指征，并请医生会诊，在其指导下给予积极的对症处理。

（6）对老年人或心脏病患者，应预防心绞痛、心肌梗死或脑部疾病等意外。

（7）做好应急措施，以防意外事故发生。

第十节　静脉穿刺过程中患者躁动应急预案

（1）当置管过程中发现患者突然发生躁动，要耐心劝说，必要时强制约束患者，防止发生意外，保护无菌区及无菌物品，以防污染。

（2）如置管过程中患者躁动难以控制，及时通知病区医生、护士或陪同来置管的家属。门诊患者应立即求助于附近诊室的医生，迅速无菌包裹置管器械，停止一切置管操作，如导管已置入体内应严格遵守无菌原则固定包扎，并防止导管与外界相通而引起空气栓塞，必要时遵医嘱给予镇静药物，约束制动。

（3）待患者情绪得到控制后，重新建立无菌区，完成置管。

（4）向病区护士及患者家属交代病情，详细交代 PICC 置管后注意事项。

第十一节　静脉穿刺失败护患争议应急预案

（1）置管患者因血管条件差，反复穿刺，容易表现出不满的情绪。操作者应及时给予必要的解释，耐心听取患者的反馈意见，温柔体贴地安抚患者的情绪，并表示自己会尽全力完成操作，争取得到患者的理解及信任。

（2）当患者对收费表示异议时，应及时查清是否由于疏忽而导致结算过多，如果是医院方原因造成患者多交费，应立即向患者承认错误，并及时协助办理退费手续。如果是患方对某些收费项目产生误解，应弄清缘由，耐心解释。

（3）当置管患者出现某些并发症，如导管异位、导管堵塞、感染、漏液、静脉炎等情况而表现不满情绪时，应向患者耐心解释这些并发症是经常发生的，置管前都预知到了，PICC 置管知情同意书上已做说明。耐心讲解并发症的发生机制，帮助分析原因，并且积极治疗并发症。最大限度保留住导管，尽可能消除其心中的不满。

（4）当各种解释都无法安抚患者时、患者提出无理要求或出现过激行为时，应尽量避免正面冲突，并立即报告护理部、保卫科，快速疏导围观人群，有效控制局面。妥善保管有关技术文件，封存保留现场实物，收集证人证言。

第十二节　静脉导管断裂/脱入血管内应急预案

（1）发现导管脱入或断裂，立即在肢体近心端扎紧止血带，阻断静脉血液回流。

（2）限制活动，防止导管随血液循环进入近心端深层血管及心脏。

（3）立即拍摄 X 线片确定导管位置。

（4）通知血管外科、导管室紧急会诊；同时，建立并维持静脉通道，准备急救用物。

（5）将患者推送至中心导管室，在 X 线定位下取出导管。

（6）做好患者及其家属的安抚工作。

（7）按Ⅲ级不良事件上报流程上报。

（8）如无处理条件时，转上级医院。

第十三节　导管侵蚀应急预案

（1）留置中心静脉导管患者出现不明原因呼吸费力、药物作用不明显应考虑导管侵蚀发生的可能性。

（2）立即停止输液，另外建立静脉通道。

（3）立即床边拍摄胸部正位 X 线片，了解导管位置。

（4）拔出中心静脉导管，规范测量长度。

（5）必要时胸腔穿刺引流。

（6）严密观察呼吸、血氧饱和度情况，遵医嘱用药。

（7）安抚患者及其家属。

（8）规范记录。

第十四节　骨筋膜室综合征应急预案

（1）通知医生，为患者建立有效静脉通路。

（2）患肢制动，忌热敷、按摩，抬高患肢。

（3）严密观察记录生命体征、尿量及患肢血液循环，使用心电监护仪监测血压、心率及血氧饱和度。

（4）配合医生尽快行患肢切开减压手术。

（5）严重者要立即纠正休克、酸中毒、高钾血症、低蛋白血症，定时复查肾功能、电解质。合并有急性肾衰竭者可行肾透析。

（6）及时应用有效抗生素及脱水剂，以控制感染及减轻组织间压力。疼痛剧烈者可给予止痛药。

（7）认真观察记录手术后患肢血运及切开伤口渗出状况，渗出液多者及时通知医生更换敷料。

（8）做好患者心理护理，多与患者沟通，减轻其心理压力。

第十章 静脉输液治疗感染控制

第一节 概　述

感染是指细菌、病毒、真菌、寄生虫等病原微生物侵入人体所引起的局部组织和全身性炎症反应。静脉输液治疗是一项侵入性治疗，会破坏人体的防御屏障，与其相关的感染并发症可发生于治疗的任何环节，使患者处于发生局部或系统感染的危险当中，是院内感染的重要组成部分。

一、感染的常见致病菌

目前导管相关性血流感染（CRBSI）以革兰氏阳性菌为主要的病原体。常见的致病菌有表皮葡萄球菌、凝固酶阴性的葡萄球菌、金黄色葡萄球菌、肠球菌等。表皮葡萄球菌感染主要是由于皮肤污染引起，约占 CRBSI 的 30％。金黄色葡萄球菌是 CRBSI 最常见的病原菌，目前约占院内血流性感染的 13.4％。其他致病菌有铜绿假单胞菌、微球菌和革兰氏阴性杆菌（如铜绿假单胞及鲍曼不动杆菌等），白色念珠菌是常见的病原体，在骨髓移植患者中可达 11％。免疫力低下的患者，尤其是器官移植后接受免疫抑制剂治疗者还可能发生曲霉菌感染。由于不合理使用抗生素导致机会致病菌比例增高，最重要的机会致病菌有耐甲氧西林金黄色葡萄球菌（MRSA）和抗万古霉素肠球菌（VRE）。

二、感染途径及发病机制

（一）皮肤置管部位侵入

皮肤表面的细菌能够从置管部位沿导管外表面向内迁移，形成导管皮内段乃至导管远端的细菌定植。中心静脉导管是通过外周静脉（如贵要静脉、正中静脉、头静脉）将导管插入上腔静脉，插管破坏了皮肤的天然屏障作用，为微生物自患者皮肤进入血管建立了一条途径。穿刺置管时，消毒剂并不能消灭皮肤上的所有微生物，残留的致病性微生物可通过皮下隧道移居导管管腔外和管腔中。

（二）远处感染的血流播散

远处感染来源的细菌进入血液循环与导管血管内段接触后，纤维蛋白在导管内面沉积，细菌在导管上黏附定植，并迅速被生物膜包裹，免受机体吞噬，形成血栓，血流停滞、营养丰富有利于致病菌生长的环境，使细菌移位生长和感染。体内其他部位的感染如尿路、盆腔感染及其他器官组织中的微生物移行也可导致CRBSI。另外输注全肠外营养（TPN）者导管内溶质含量高，易引起血栓性静脉炎，溶质黏附于导管壁，管腔堵塞。血栓性静脉炎和管腔堵塞使细菌感染更易发生。

（三）导管接头处和内腔侵入

由于多次使用接头，易发生细菌从接头处侵入导管内表面并定植，细菌生长繁殖后进入血液。在应用中心静脉导管进行输液、抽血或更换敷料、接头及冲管时，都有可能促使微生物进入管道，接头滤器处的操作是中心静脉导管最常见的感染来源。

（四）输液污染

输入受污染的液体或药物，导致细菌在导管内定植感染。例如，输注高浓度的糖质及脂肪乳剂时，由于它们十分适合细菌繁殖，使细菌的感染机会增加。

其中，前两项属于腔外途径，后两者属于腔内途径。在短期留置（<1周）的导管中通过腔外途径感染最为常见；在长期留置（>1周）的导管中，腔内定植为主要机制，致病微生物的附着在发病过程中也起着重要作用。

三、感染控制的原则

（一）感染控制的一般原则

静脉治疗是一种将无菌药液直接滴入人体静脉的方法。随着医疗技术水平的不断进步，它作为一种迅速有效的给药方法在多种治疗途径中占有不容置疑的首要地位。但是由于静脉治疗操作会破坏人体的防御屏障，使患者置于发生局部感染或系统感染等并发症的危险当中，包括导管相关性血流感染、静脉炎及其他一些迁徙性感染灶（如肺脓肿、脑脓肿、骨髓炎、眼内炎等），因此在执行静脉治疗时，必须严格执行无菌技术操作原则和规程，以有效预防和控制与静脉治疗相关的感染，保证输液治疗的护理安全。

（二）感染的预防

（1）在制定制度和程序时，应明确无菌技术操作细则，并有静脉治疗操作规程，明确规定静脉治疗产品完整性和无菌性的细则。

（2）操作时应最大限度地实施无菌屏障，包括但不局限于手套、口罩、帽子、护目镜等。

（3）严格输注液体配置环节的管理。

（4）加强静脉治疗器具、药品、仪器的管理。

（5）认真分析静脉治疗感染监控资料，实施感染控制策略。

第二节　静脉导管相关性感染

目前临床上中心静脉导管在进行输液、血液透析、营养支持及血流动力学监测等方面应用日益广泛，但随之发生的导管相关性感染（CRI）及导管相关性血流感染（CRBSI）也越来越多，已成为常见的院内获得性感染。CRI 和 CRBSI 不仅增加了病死率，而且威胁到整个社会的医疗保障系统。

一、导管相关性感染诊断

（一）类型
与中心静脉导管相关的院内感染可分为以下五种类型。

1. 局部感染

通常发生在穿刺部位，表现为导管入口处红肿、硬结和（或）触痛；或导管出口部位的渗出物培养出微生物，感染范围在 2 cm 以内，可伴有其他感染征象和症状，伴或不伴有血行感染。

2. 隧道感染

穿刺点和导管通过的皮下隧道出现触痛、红斑和（或）硬结等，感染症状沿导管插入方向延伸超过 2 cm，不伴有血行感染。

3. 输液港注射座感染

指完全植入血管内装置皮下囊内，有感染性积液；常有表面皮肤组织触痛、红斑和（或）硬结，自发的破裂或引流，或表面皮肤的坏死，可伴或不伴有血行感染。

4. 导管感染

指留置血管内装置的患者输液后出现寒战、高热等类输液反应症状，30 min 后恢复正常。经导管抽血培养阳性或阴性，外周抽血培养阴性，导管内液体培养多为阳性。次日输液出现同样症状。

5. 导管相关性血流感染

指留置血管内装置的患者出现菌血症，至少一次抽取外周静脉血液培养结果呈阳性，存在感染的临床表现（如发热、寒战、血压降低）和无明显的其他血流感染源（除导管之外）。经外周静脉抽血培养及对导管半定量和定量培养分离出相同的病原体，导管尖端培养与血培养为同一致病菌。

（二）临床表现
CRBSI 的临床表现常包括发热、寒战或置管部位红肿、硬结或有脓液渗出。在缺少实验室检查依据时，具有血行感染临床表现的患者，若拔除可疑导管后体温恢复正常，可作为 CRBSI 的间接证据。

目前诊断 CRBSI 的方法主要是微生物学方法。

（三）实验室诊断

实验室诊断包括快速诊断、导管培养诊断及血培养诊断。

1. 快速诊断　主要有革兰氏染色、吖啶橙白细胞旋转器法（acridine -orange leucocyte cytospin，AOLC）试验及 AOLC 试验和革兰氏染色并用的方法。从导管中抽血做 AOLC 试验，是快速诊断 CRBSI 的另一种方法。

2. 导管培养诊断　当怀疑 CRBSI 而拔出导管时，导管培养是诊断 CRBSI 的金标准。应取导管尖端及皮下段进行定量或半定量法培养，多腔导管时需对每个导管腔进行培养。目前半定量（平皿滚动法）或定量（导管搅动或超声）培养技术是最可靠的诊断方法。半定量培养结果≥15 CFU（菌落形成单位），定量培养结果≥1 000 CFU，同时伴有明显的局部和全身中毒症状，即可诊断 CRBSI。

3. 血培养诊断　导管半定量细菌培养阳性（每导管段＞15 CFU）或者定量培养阳性（每导管段＞103 CFU）；同时从导管培养出的细菌与外周血培养结果一致（种属和药敏结果）；从中心静脉、外周静脉同时抽血送细菌定量培养，两者细菌浓度比例超过 5:1 可诊断 CRBSI；同时从中心静脉与外周静脉导管抽血送细菌培养出现阳性结果时间比较，该方法适用于病情稳定者，CRBSI 患者中心静脉所取血样培养出现阳性的时间比外周血早 2 h 以上。

（四）导管相关性感染的诊断标准

1. 确诊

具备以下叙述任一项，可证明导管为感染来源。

（1）有 1 次半定量导管培养阳性（每导管段≥15 CFU）或定量导管培养阳性（每导管节段≥1 000 CFU），同时外周静脉血培养也为阳性并与导管节段为同一微生物。

（2）从导管和外周静脉同时抽血做定量血培养，两者菌落计数比（导管血∶外周血）≥5∶1。

（3）从中心静脉导管和外周静脉同时抽血做定性血培养，中心静脉导管血培养阳性出现时间比外周血培养阳性早 2 h 以上（包括 2 h）。

（4）外周血和导管出口部位脓液培养均阳性，并为同一株微生物。

2. 临床诊断

具备以下叙述任一项，提示导管极有可能为感染的来源。

（1）具有严重感染的临床表现，导管尖端或导管节段的定量或半定量培养阳性，但血培养阴性，除了导管无其他感染来源可寻，并在拔除导管 48 h 内未使用新的抗生素治疗，症状好转。

（2）菌血症或真菌血症患者，有发热、寒战和（或）低血压等临床表现且至少两个血培养阳性（其中一个来源于外周血），其结果为同一株皮肤共生菌（如类白喉菌、芽孢杆菌、丙酸菌、凝固酶阴性的葡萄球菌和念珠菌等），但导管节段培养阴性，且没有其他可引起血行感染的来源可寻。

3. 拟诊

具备以下叙述任一项，不能排除导管为感染的来源。

（1）具有导管相关的严重感染表现，在拔出导管和适当抗生素治疗后症状消退。

（2）菌血症或真菌血症患者，有发热、寒战和（或）低血压等临床表现且至少有一个血培养阳性（导管血或外周血均可），其结果为同一株皮肤共生菌（如类白喉菌、芽孢杆菌、丙酸菌、凝固酶阴性的葡萄球菌和念珠菌等），但导管节段培养阴性，且没有其他可引起血行感染的来源可寻。

二、CRBSI 预防及治疗

（一）手卫生

手卫生为医务人员洗手、卫生手消毒和外科手消毒的总称。

皮肤致病菌是感染的重要来源，经手接触传播是医院感染的最重要途径。手卫生是对患者和医务人员双向保护的有效手段，也是有效控制感染的一项重要措施。医务人员用抗菌皂和流动水充分进行清洗可以确保良好的手卫生，也可以使用速干手消毒剂充分揉搓双手。

当手部有血液或其他体液等肉眼可见的污染时，应用肥皂和流动水洗手。手部没有肉眼可见污染时，宜使用速干手消毒剂消毒双手代替洗手。使用手套不能代替洗手。

在下列情况下，医务人员应洗手或者卫生手消毒。

（1）直接接触每个患者前后，从同一患者身体的污染部位移动到清洁部位时。

（2）接触患者黏膜、破损皮肤或伤口前后，接触患者的血液、体液、分泌物、排泄物、伤口敷料之后等。

（3）穿脱隔离衣前后，摘手套后。

（4）进行无菌操作前，接触清洁、无菌物品之前。

（5）接触患者周围环境及物品后。

（6）处理药物或配餐前。

（二）CRBSI 的预防

首先 CRBSI 在很大程度上是可以预防的。医护人员的教育与培训，建立专业化的医护队伍，制定导管相关性血流感染的预防措施，是确保留置导管安全使用的重要措施。

（1）置入及维护操作无菌屏障最大化。中心静脉置管是一项有创的侵入性操作，医护人员在操作中严格执行无菌操作，保持环境清洁，清洁、消毒皮肤操作时注意无菌屏障最大范围化，戴口罩、帽子、无菌手套，穿无菌隔离衣，铺大面积无菌治疗巾等。

（2）手卫生。在接触静脉导管前后均应洗手或卫生手消毒。

（3）评估选择穿刺部位。穿刺部位的细菌菌落数和易感性，与 CRBSI 发生密切相关。深静脉导管相关局部感染和 CRBSI 危险性为股静脉＞颈内静脉＞锁骨下静脉。右侧颈内静脉的细菌定植发生率低于左侧（31％：53％），锁骨下静脉细菌定植发生率右侧高于左侧（27％：15％）。

（4）评估选择。选择导管接头和管腔最少的中心静脉导管。抗感染中心静脉导管在减少导管相关性感染和细菌定植中具有重要的积极作用。

（5）减少输液使用。

（6）选择合格皮肤消毒剂，用正确消毒方法。

（7）紧急导管置管，若无严格无菌操作，导管留置不宜超过 48 h。

（8）每日评估导管留置的安全性，尽早拔出不必要的导管。研究显示导管感染和导管留置时间之间有相关性，在 2 周之内导管感染的风险相对较低，再次置管不可避免地增加了穿刺所致的机械损伤。且随着导管留置时间的延长，导管护理操作增加，CRBSI 发生有增大的可能，所以当血管内导管不再为医疗所必需时，应尽早拔出，恢复人体正常的生理屏障。

（三）CRBSI 的治疗

当临床出现可能的导管感染表现时，治疗方案主要包括导管本身的处理，全身或局部抗生素使用，以及必要的检查和化验，制订治疗方案除了参照临床表现、可能导致感染的病原微生物流行病学资料以外，不同导管的类型也是必须考虑的问题。

1. 导管的处理

临床拟诊断导管相关感染时，应当考虑临床相关因素后再做出是否拔出或者更换导管的决定，这些因素主要包括导管的种类、感染的程度和性质、导管对于患者的意义、再次置管的可能性及并发症，以及更换导管和装置可能产生的额外费用等。

（1）周围静脉导管：由于周围静脉导管留置相对容易，创伤小，费用低，一旦怀疑导管相关感染，应立即拔出导管，同时留取导管尖端及两份不同部位的血标本进行培养（最好在应用抗生素药物之前，其中一份血标本来自经皮穿刺）。如果穿刺部位有局部感染表现，应同时留取局部分泌物做病原学培养及革兰氏染色。

（2）中心静脉导管：是导管相关感染中最常见的感染源。但仅出现发热，不合并低血压或脏器功能衰竭时，可以选择保留导管或原位使用导丝更换导管，而不必常规拔出导管，但均应留取两份血液样本进行定量或半定量培养（一份来自导管内，一份来自外周静脉血），以便提高确诊率。当保留导管的患者出现难以解释的持续性发热或怀疑导管相关感染，即使血培养阴性也应该拔出导管。

（3）隧道式中心静脉导管与埋置式装置：在隧道式中心静脉导管或置入装置并发感染，同时有导管出口或隧道感染，并伴有严重感染、血流动力学异常、持续性菌血症等情况，应及时拔出导管和去除置入装置。

2. 抗生素治疗

一旦怀疑血管内导管相关感染，无论是否拔出导管，除单纯静脉炎外均应采集血标本，并立即进行抗生素治疗。

（1）经验性抗生素应用：临床诊断导管相关感染的患者，应根据患者疾病严重程度和病原微生物的流行病学，选用可能覆盖病原微生物的抗生素药物。

（2）目标性抗生素应用及疗程：金黄色葡萄球菌引起的导管相关感染，抗生素药物治疗至少2周。

（3）一旦诊断为念珠菌导管相关感染，应立即进行抗真菌治疗，疗程至临床症状消失和血培养最后一次阳性后2周。

单一和级别较低的抗生素一般很难控制导管相关感染，可选用两种抗生素联用或使用级别较高、抗菌谱广的抗生素。

3. CRBSI并发症的处理

（1）感染性心内膜炎：导管内定植细菌是导致院内发生感染性心内膜炎的主要原因，葡萄球菌是最主要的病原菌，抗生素药物治疗应大于4周。如为真菌性心内膜炎，抗生素药物疗程不低于6周，必要时需外科手术治疗。

（2）感染性血栓性静脉炎：感染性血栓性静脉炎是中心静脉或动脉长期置管的严重并发症之一。患者表现为导管拔出后仍有全身性感染的表现，而且反复血培养阳性。感染性血栓性静脉炎主要由金黄色葡萄球菌引起，其他病原微生物还包括念珠菌和革兰氏阴性杆菌。治疗主要包括拔出导管、抗凝如应用低分子肝素（中心静脉受累时）、外科切开引流或结扎切除受累的静脉等，不推荐溶栓治疗。抗生素疗程一般为4～6周。

三、导管感染的患者教育

（1）告知患者及其家属置管期间注意保持穿刺部位干燥、清洁，避免浸湿。

（2）告知患者如出现感染征象时，及时告诉护士。

（3）告知患者有关导管维护的注意事项。

（4）嘱患者在治疗间歇期遵医嘱进行导管维护。

（5）告知患者洗澡时勿使导管浸入水中，只有将导管及其套管接口处用防水性敷料覆盖后才允许洗澡。

第十一章　静脉输液治疗质量与安全管理

静脉输液治疗是临床治疗疾病的重要方式，据有关数据显示，全球药物品种近 30 000 种，静脉治疗药物约占 1/3，每年约有 120 亿患者接受静脉输液治疗。在我国 80% 的住院患者均接受静脉输液治疗。随着静脉输液治疗技术和输液工具不断发展及广泛应用，静脉输液治疗的质量和安全问题越来越受到重视。因此，如何确保静脉输液治疗的有效性和患者的安全，是静脉输液治疗管理的核心。在静脉输液治疗护理实践中，质量和安全管理应贯穿在静脉输液治疗的各个环节中，以最小的费用、最佳的效果、最安全的方式完成静脉输液治疗。

第一节　输液治疗护理质量

一、质量管理

质量管理是指按照质量形成过程和规律，对构成质量的各要素进行计划、组织、协调和控制，以保证该项工作达到规定的标准和满足服务对象需要的活动过程。首先，开展质量管理必须建立质量管理体系并有效运行；其次，要制定质量标准，有了标准，管理才有依据；再次，对实践过程中构成质量的各要素，按标准进行质量控制，才能达到满足服务对象需要的目的。

（一）输液质量管理原则

1. 患者第一的原则

医院的工作职能是为患者服务，缓解或去除患者疾病痛苦，因此，进行的任何医疗实践行为都必须坚持患者第一的原则，时时刻刻依照规范满足患者需求和保障患者安全。

2. 预防为主的原则

输液质量管理必须坚持预防为主，对实践活动中构成质量的各要素都必须重视，分析影响质量的原因，找出主要因素加以重点控制，把问题消灭在形成过程中。即实控—预测—对策—规范，做到"第一次就做好，防止再发生"。

3. 事实和数据化的原则

管理必须以事实和数据说话，事实和数据是判断治疗和认识质量形成规律的重要依据，用事实和数据说话也是质量管理科学性的具体体现。在质量管理过程中，注意把定量和定性相结合，才能准确反映质量水平。

4. 以人为本，全员参与的原则

静脉输液治疗质量管理的对象主要是人、过程，要重视人的作用，充分调动人的主观能动性和创造性，发展到全员参与实施质量管理，形成人人注重质量的管理体制，做到"自己不做错，纠正他人错，监控全过程"。

5. 持续改进的原则

质量改进是质量管理的根本，质量持续改进是质量管理的核心手段。参与实践活动人员应对影响质量的因素具有敏锐的洞察能力、分析能力和反思能力，不断发现问题、提出问题、解决问题，以达到持续质量改进的目的。

（二）输液质量控制体系

输液质量控制体系由护理部、静脉专业治疗小组（管理者、医生、护士、药剂师、影像技师）核心成员、静脉输液治疗小组临床人员三部分人员组成。

（三）输液质量监控指标

1. 护士静脉治疗培训率

$$护士静脉治疗培训率 = \frac{统计周期内参加静脉治疗培训的护士人数}{统计周期内其所在机构或部门的护士总人数} \times 100\%$$

分子：统计周期内医疗机构或部门参加静脉治疗培训的注册护士人数。

分母：统计周期内医疗机构或部门的注册护士总人数。

说明：注册护士总人数为统计周期开始和结束总人数之和的平均数。

2. 静脉导管非计划拔管发生率

公式1：

$$静脉导管非计划拔管发生率 = \frac{统计周期内静脉导管非计划拔管例次数}{统计周期内静脉导管的留置总日数} \times 1\,000‰$$

公式2：

$$静脉导管非计划拔管发生率 = \frac{统计周期内静脉导管非计划拔管例次数}{统计周期内静脉导管的留置总例数} \times 100\%$$

分子：统计周期内发生静脉导管非计划拔管的例次数。

分母：统计周期内该静脉导管（PVC、CVC、PICC、PORT）的留置总日数或总例数，即统计周期内静脉导管每日带管病例数之和或统计周期内静脉导管置管总例数。

说明：

（1）在统计周期内，若同一患者多次发生非计划拔管，则按频次计算拔管例数，例如：同一患者 24 h 内有 2 次非计划拔管，记录为 2 次；同一患者带有≥2 个静脉导管，如 2 个静脉导管分别发生非计划拔管，记录为 2 次。

（2）统计周期内静脉导管置管总例数包括周期内留置导管例数和新增置导管例数。拔管后重新置管及常规更换导管均计入新增置管例数。

3. 静脉导管堵塞发生率

公式 1：$静脉导堵塞发生率 = \dfrac{统计周期内留置静脉导管堵塞例次数}{统计周期内静脉导管的留置总日数} \times 1\,000‰$

公式 2：$静脉导管堵塞发生率 = \dfrac{统计周期内留置静脉导管堵塞例次数}{统计周期内静脉导管的留置总例数} \times 100\%$

分子：统计周期内静脉导管（PVC、CVC、PICC、PORT）发生堵塞的例次数。

分母：统计周期内静脉导管留置总日数或总例数。

说明：在统计周期内，同一患者留置多个静脉导管发生堵塞，则按频次计算次数。如同一患者 24 h 内有 2 次导管堵塞，记录为 2 次；同一患者带有≥2 个静脉留置导管，2 个导管分别发生堵塞，记录为 2 次。

4. 静脉炎发生率

公式 1：$静脉炎发生率 = \dfrac{统计周期内静脉炎发生例次数}{统计周期内静脉导管留置总日数} \times 1\,000‰$

公式 2：$静脉炎发生率 = \dfrac{统计周期内静脉炎发生例次数}{统计周期内静脉导管留置总例数} \times 100\%$

分子：统计周期内静脉导管（外周静脉导管、中心静脉导管）发生静脉炎的例次数。

分母：统计周期内静脉导管留置总日数或总例数。

说明：在统计周期内，同一患者留置多个静脉导管，多次发生静脉炎按实际发生次数计算。如同一患者发生 2 次静脉炎，记录为 2 次；同一患者带有≥2 个静脉留置导管分别发生静脉炎，记录为 2 次。

5. 渗出/外渗发生率

公式 1：

$药物渗出/外渗发生率 = \dfrac{统计周期内静脉导管发生药物渗出/外渗的次数}{统计周期内静脉导管留置总日数} \times 1\,000‰$

公式 2：

$药物渗出/外渗发生率 = \dfrac{统计周期内静脉导管发生药物渗出/外渗的次数}{统计周期内静脉导管留置总例数} \times 100\%$

分子：统计周期内，静脉导管发生药物渗出/外渗的次数。

分母：统计周期内，静脉导管留置的总日数或总例数。

说明：在统计周期内，同一患者留置多个静脉导管，多次发生药物渗出/外渗按实际发生次数计算。如同一患者发生 2 次药物渗出/外渗，记录为 2 次；同一患者带有 ≥2 个静脉留置导管分别发生药物渗出/外渗，记录为 2 次。

6. 中心静脉导管相关血流感染发生率

$$\text{中心静脉导管相关血流感染发生率} = \frac{\text{统计周期内中心静脉导管相关血流感染例次数}}{\text{统计周期内中心静脉导管置管总日数}} \times 1\,000‰$$

分子：统计周期内，发生中心静脉导管相关血流感染例次数。

分母：统计周期内，中心静脉导管置管的总日数。

说明：在统计周期内，同一患者发生 1 次中心静脉导管相关血流感染记录为 1 次。

（四）输液器具质量控制

静脉输液器具包括各种静脉穿刺工具（包括浅静脉和深静脉通路导管）、输液装置、输液附加装置（三通管、输液接头等）、输液辅助装置（如液体加温装置、流速控制装置）等。

目前，临床汇总使用的各种静脉穿刺工具，多数采用硅胶材质，与人体生物兼容性好。而多数医院使用的输液装置及其辅助装置为聚氯乙烯（PVC）材质，柔软、透明、内含增塑剂，容易与部分药物结合或吸附药物，降低药物浓度，尤其对于胰岛素、硝酸甘油、细胞毒性药物等，吸附力强，容易造成药物输注浓度不均衡，影响患者病情；同时，输液过程中增塑剂析出或产生新的有毒物质，会对人体产生危害。因此，建议使用非 PVC 材质的输液装置及其辅助装置。在使用时，要检查有效期、包装及输液器具的完整性。静脉输液辅助装置的使用要定期检查、清洁、检测和维护，确保功能正常。

使用后的输液器、注射器含有大量的致病微生物，不仅污染环境，而且传播疾病。因此必须按照国家《医疗废物管理条例》要求进行处理，使用后的一次性医疗用品要进行分类，收集于专用容器内，针头等锐利器具存放于防外渗、防穿透的容器内，输液器、注射器置于专用医疗废物袋中，装量 ≤3/4 时，有效封口后，置于专用封闭容器内暂存，容器外表面有警示语标识，注明单位、生产日期、类别、重量。暂存时间不超过 48 h。

（1）静脉输液器具的存储：静脉输液器具必须是具备国家标准文号，具有标准批号，检验合格的产品。输液器、注射器存放于供应室专用的一次性医疗用品库内，根据《中华人民共和国卫生行业标准》（WS310.2－2009）中要求，一次性使用无菌物品应去除包装后，存入无菌物品存放区，物品存放架或柜应距地面高度 20～25 cm，离墙 5～10 cm，距天花板 50 cm。室内要干燥、通风、清洁，定时紫外线消毒，定时清拭地面、台面。物品要分类放置。

（2）静脉输液器具的保管：保管过程中要避免挤压、折曲造成漏气而达不到无菌状态。

（3）静脉输液器具的发放：供应室严格按照国家卫生和计划生育委员会颁发的一次性医疗用品管理要求，按物品出厂前后顺序有计划地发放和使用，经常检查有效期，做好登记。临床科室使用时要核对小包装上的生产厂家、型号、有效期，并严格遵守无菌技术操作原则，一人一针一管，防止由操作不当造成污染引起输液反应。在使用过程中发现异常情况，应立即停止使用，留取样本，详细记录，及时报告感染办并查找原因。

第二节　输液治疗安全管理

一、输液治疗安全目标

（1）成功穿刺：提高一次穿刺成功率，减少穿刺给患者造成的痛苦，降低治疗成本。

（2）血管保护：选择合适的静脉和穿刺工具，避免因输液治疗造成血管伤害。

（3）安全留置：留置期间妥善固定，科学维护，提升静脉输液的安全性、有效性，提高患者满意度。

二、用药安全管理

静脉输液用药安全管理包括药物的存放、正确执行治疗方案、药物的配置、药物的应用和药物输注过程中的观察记录等。

1. 药物和液体的存放

使用有效期内的药品，严禁使用失效或过期药品。为保障药物和液体的质量，其存放要符合一定的温度、湿度。通常情况下，药物与液体应在常温下保存；生物制剂类，应冷藏存放；高危药品如10％氯化钾、10％氯化钠、25％硫酸镁、细胞毒药物等药品存放时同一抽屉不能超过2种，基数适宜，抽屉内外须有"高危药品"标识，标识清晰、醒目，并设有专人管理。毒、麻、限药品应专柜和专人保管。抢救药品定位存放，保证随时取用。抢救车里的抢救药品必须有专用的抽屉存放，并保持一定基数，每周检查，使用后及时补充。患者的贵重药品，应注明床号、姓名，单独存放，不用时及时退药。

2. 正确执行治疗方案

凡是静脉输液的患者，均应有医生在计算机上下达的医嘱，医嘱要求清晰、准确；护士处理与核对医嘱必须准确、认真；临时医嘱通知并督促有关人员在规定时间内执行。非急救情况下，护士不执行口头医嘱。如有危重患者抢救过程中，医生下达口头医嘱，护士应复述一遍，医生确认后方可执行，事后应请医生及时补充下达的医嘱。护士发现医嘱违反规章或者诊疗技术规范，应当及时向开医嘱的医生提出；必要时，应当向该医生科室的负责人或医疗卫生机构负责医疗服务管理的人员报告。

3. 药物配置管理

随着医药科技的迅猛发展，医院药学工作正在由"传统配置型"向"以患者为中心"的技术型的静脉药物配置中心（Pharmacy Intravenous Admixture Service，PIVAS）转变。PIVAS是在符合GMP标准并依据药物特性设计的洁净环境下，严格按照操作程序配置全静脉营养液、细胞毒性药物和抗生素等在内的液体，是集临床服务和临床药学研究为一体的服务机构，配备有经过严格培训的药剂师和护士，以保证临床用药的安全性和合理性。

目前大多数医院没有PIVAS，但需认真执行消毒隔离制度。

（1）执行配药者在配制输液药物前应规范手卫生。

（2）对初次使用的药物，应详细阅读药品说明书，了解药物的理化性质及不良反应。合理应用药物，查看有无配伍禁忌。

（3）加药时严格执行无菌技术原则、认真查对，安瓿颈部划痕后用75％乙醇棉签消毒后折断安瓿、抽药时手不可触及注射器活塞体部，以免污染药液。

（4）药液应现配现用，避免药液污染和效价降低。

4. 药物使用观察记录

（1）护士认真三查七对，杜绝药物差错和缺陷发生。

（2）所有静脉输液治疗的患者应有输液治疗记录，内容包括科室，患者姓名、床号，液体名称、瓶次、输液时间、浓度、启用时间、输入速度，巡视时间、输液完毕的时间，护士签名。

第十二章 静脉输液治疗技术风险管理

静脉治疗具有一定的创伤性，存在一定的风险。实施静脉治疗技术风险管理的目的是尽可能地减少护理服务过程中的各类危险因素，确保医疗服务的安全性和治疗的有效性，尽可能地降低风险事件发生对医院造成的经济损失，以及不必要的医疗纠纷对医院造成的间接损失，减少医院经营中的风险成本。同时，加强职业防护，提高静脉治疗护理的安全性，为患者提供安全有效的静脉治疗。

第一节 概 述

医疗风险无处不在已成为国际医疗界的共识，风险管理就是如何在一个肯定有风险的环境里把风险降至最低的管理过程，也就是将发生不安全事件后的消极处理，变为不安全事件发生前的积极预防，使医护人员积极主动地发现工作中的薄弱环节和危险因素。进行风险管理可以使风险系数降到最低程度，减少风险事件给患者造成的伤害和给医院带来的损失及法律诉讼，保障患者和医护人员的安全，从而达到良好的管理效果。

一、风险及风险管理

风险是指在某一特定环境下，在某一特定时间段内，某种损失发生的可能性。风险由风险因素、风险事故和风险损失等要素组成。换句话说，在某一个特定时间段里，人们所期望达到的目标与实际出现的结果之间产生的距离称为风险。风险具有客观性、普遍性、多样性、多层性、永恒性、不确定性和危害性等特征。护理操作、处置与抢救配合等过程均有可能产生风险。

风险管理是在对风险进行识别、估测、评价的基础上，优化组合各种风险管理技术，对风险实施有效的控制，妥善处理风险所致的结果，以期以最小的成本达到最大的安全保障的过程。

二、风险管理的程序与内容

风险管理的基本程序分为风险识别、风险估测、风险评价、选择风险管理技术和评估风险管理效果五个环节。

（一）风险识别

风险识别是风险管理的第一步，它是对客观的和潜在的风险加以判断、归类和对风险性质进行鉴定的过程。即对尚未发生的、潜在的和客观存在的各种风险，系统地、连续地进行识别和归类，并分析产生风险事故的原因，是一个对风险动态监测的过程。风险识别主要包括感知风险和分析风险两方面内容。风险在一定时期和某一特定条件下是否客观存在，存在的条件是什么，以及损害发生的可能性等都是风险识别阶段应予以解决的问题。主要方法有分析法、调查法和工作流程图法。

（二）风险估测

风险估测是在风险识别的基础上，通过对所收集的大量资料进行分析，利用概率统计理论，估计和预测风险发生的概率和损失程度。风险估测使风险管理建立在科学的基础上，而且使风险分析定量化，为风险管理者进行风险决策、选择最佳管理技术提供了科学依据。

（三）风险评价

风险评价是指在风险识别和风险估测的基础上，对风险发生的概率、损失程度，结合其他因素进行全面考虑，评估发生风险的可能性及其危害程度，并与公认的安全指标相比较，以衡量风险的程度，并决定是否需要采取相应的措施。处理风险，需要一定费用，费用与风险损失之间的比例关系直接影响风险管理的效益。

（四）选择风险管理技术

根据风险评价结果，为实现风险管理目标，选择最佳风险管理技术是风险管理中最为重要的环节。风险管理技术分为控制型和财务型两类。前者的目的是降低损失频率和缩小损失范围，重点在于改变引起意外事故和扩大损失的各种条件；后者的目的是以提供基金的方式，对无法控制的风险做财务上的安排。

（五）评估风险管理效果

评估风险管理的效果是指对风险管理技术适用性及收益性情况的分析、检查、修正和评估。风险管理效益的大小，取决于是否能以最小风险成本取得最大安全保障，同时，在实务中还要考虑风险管理与整体管理目标是否一致，是否具有具体实施的可行性、可操作性和有效性。风险处理对策是否最佳，可通过评估风险管理的效益来判断。

风险管理遵循风险识别、风险评价、风险处理、效果评价的管理循环，每一次循环都不是对原来工作简单的重复，而是在改进的基础上进行更高层次的风险管理循环。

第二节　静脉输液治疗风险及防范

静脉治疗具有一定的创伤性和风险性，随着新技术、新材料、新方法的不断出现，静脉治疗护士在工作内容、手段、方式、范围等方面不断得到扩展和深化，静脉治疗实践的风险性也随之增加。护理人员应树立风险防范意识，及时识别静脉治疗中的风险因素，增强抗风险能力，防范静脉治疗中存在的风险事件，提高输液治疗的安全性。

一、医源性损伤

无论是物理性、化学性、生物性还是心理性损伤，如果是由于从事医疗、防疫等与医疗相关人员的言谈、操作行为不慎及医疗相关操作的副作用而造成患者生理或心理上的损伤就是医源性损伤。

（一）患者伤害

（1）血管的伤害：由于穿刺工具选择不当或静脉通路选择不当等原因导致静脉血管狭窄、闭塞。

（2）组织的伤害：由于静脉通路选择不当或药物外渗，导致局部组织炎症、感染、坏死等，甚至影响组织功能。

（3）心理的伤害：由于操作行为不当造成。

（二）防范措施

进行静脉治疗时，严格按照操作规程规范操作，正确评估患者，选择合适的静脉通路及穿刺工具，实施动态静脉输液过程监控，做到早发现、早干预，从而降低对患者的伤害。

二、医护人员职业伤害及防护

随着不断更新的各种医疗设备、新型药物、高新技术的广泛应用，医护人员的工作暴露于各种职业伤害因素之中，其中包括生物性因素、物理性因素、化学性因素、心理社会因素、运动功能性因素、暴力攻击伤害等。在诊疗护理操作过程中，职业伤害的危险在不断增加，医护人员的职业安全越来越受关注。通过各种措施加强职业防护，保证护士的安全与健康，已成为护理工作必须面对的重要问题。

（一）生物性因素及防护

1. 生物性因素

生物性因素是指医务人员在从事规范的诊断、治疗、护理及检验等工作中，意外沾染、吸入或食入的病原微生物或含有病原微生物的污染物。生物性因素是影响护理人员职业安全最常见的职业性有害因素。常见的生物性因素是细菌、病毒、支原体、真菌等微生物，护士是否发病及病情轻重主要与接触的致病微生物的种类、暴露剂量、暴露方式及自身的免疫力有关。致病的微生物存在于患者的排泄物、血液、体液、分泌物中，也可存在于患者直接或间接污染的物品中。生物性因素主要通过血液、呼吸道、皮肤接触等途径导致护士感染。例如，血源性疾病可通过被污染的针具及其他利器刺伤、割伤而感染，也可通过眼、鼻、口腔黏膜及破损皮肤直接接触而感染。

2. 防护措施

（1）洗手：护士在护理患者前后、无菌操作前、接触患者周围环境及物品后、脱手套后都应该洗手，洗手后涂抹护肤品，防止皮肤皲裂，保持手部皮肤完整。必要时可进行手消毒。

（2）戴手套：有可能接触患者血液、体液、排泄物、分泌物、有创伤的皮肤黏膜，进行体腔及血管的侵入性操作或处理被患者体液污染的物品和锐器时，均应戴手套。

（3）戴口罩和护目镜：在处理患者的血液、体液及分泌物等时，有可能溅到医务人员眼睛、口腔及鼻腔黏膜。特别是在行气管内插管、支气管镜等检查时，应戴口罩和护目镜。

（4）穿隔离衣：在可能受到血液、体液、分泌物和排泄物污染，或进行特殊手术时应穿隔离衣。

（5）医疗废物及排泄物的处理：所有医疗废物都应放在有标记的双层防水污物袋内，送往规定地点进行无害化处理。分泌物和排泄物等污物倒入专用密闭容器内，经过消毒后排入污水池或下水道内。

（二）物理性因素及防护

1. 物理性因素

在日常护理工作中，常见的物理性因素有锐器伤、噪声、负重伤、放射性损伤及温度性损伤等。

（1）锐器伤：锐器伤是指一种由医疗锐器（如注射器、针头、安瓿、手术刀等）造成的意外伤害，造成足以使受伤者出血的皮肤损伤。是最常见的职业性伤害因素之一，也是护士感染血源性传播疾病的因素之一。同时，锐器伤也可对护士造成极大的心理伤害，使其产生焦虑、恐惧、悲观、抑郁的情绪，甚至影响护理职业生涯。

（2）噪声：护理工作中的噪声主要来源于监护仪、呼吸机的机械声、报警声，电话铃声，患者呻吟声，物品及机器的移动声音等。护士长期处于这样的工作环境中，大脑自然会处于一种极其疲乏的状态，从而引起头痛、听力下降、注意力不集中等，严重者还可导致听力、神经系统等的损害，甚至不良事件的发生。

（3）放射性损伤：在日常工作中，护士需定期消毒病室、治疗室等，不可避免会接触紫外线、激光等放射性物质，如果防护不当，可导致眼睛、皮肤不同程度受损等不良反应。在为患者进行诊疗过程中，如果护士自我防护不当，可造成机体免疫功能障碍，严重者可导致造血功能降低，甚至诱发肿瘤，致胎儿畸形等。

（4）温度性损伤：常见的温度性损伤有热水瓶、热水袋所致的烫伤；易燃易爆物品（如氧气、乙醇）所致的各种烧伤；各种医疗仪器使用不当所致的损伤，如因设备老化及连接不当等原因导致漏电、短路现象，如烤灯、高频电刀使用不当所致的电灼伤等。

2. 防护措施

（1）锐器伤防护措施：

1）建立锐器伤防护制度，增强自我防护意识。

a. 强化和完善制度建设：严格执行护理操作常规和消毒隔离制度，执行普及性预防，规范操作行为，培养良好的职业素质。

b. 戴手套、洗手：护士在接触患者血液、体液的诊疗和操作时必须戴手套。如果手部皮肤发生破损，必须戴双层手套。操作完毕脱去手套后立即洗手，必要时进行手消毒。

c. 规范操作：进行侵入性操作要保证充足的光线，严格按规程操作。使用后的锐器必须及时、直接放入耐刺、防渗漏的锐器盒，或者利用针头处理设备进行安全处置。禁止用手直接接触使用后的针头、刀片等锐器。抽药后要单手套上针帽，禁止将使用后的针头重新套上针帽，禁止用手分离使用过的针头和针筒；安瓿操作时使用砂轮、手套或指套。传递器械时要娴熟规范，禁止用手直接传递锐器。禁止用手折弯或弄直针头。制定手术中刀、剪、针等器械摆放及传递的规定，规范器械护士的基本操作。

2）加强护士的健康管理。

a. 建立护士健康档案，定期为护士体检，并接种相应的疫苗。

b. 对已发生的锐器伤建立登记上报制度。

c. 建立锐器伤处理流程。

d. 建立受伤护士的监控体系，追踪伤者的健康状况。

e. 及时了解受伤护士的心理变化，做好心理护理，及时有效地采取预防补救措施。

3）严格管理医疗废物：使用过后的锐器应统一放在符合国际标准的锐器盒内，不能混放在医疗垃圾内。病区内应配备足够的锐器盒，锐器盒要有明显的标志，装 2/3 满即停止使用并进行封存，以便于监督执行。

4）护理不合作患者时注意保护：对于神志不清、躁动不安或不愿意配合的患者，护士在操作前要尽最大可能与患者及其家属进行沟通，取得他们的理解和信任，必要时可对患者进行约束或请他人协助，以免发生锐器伤。

5）采取科学的排班制度：实行弹性工作制度，根据护理工作量，合理配置人力资源，加强治疗高峰期的人力配备，以减轻护士的劳动强度和工作压力，提高工作效率和质量，减少锐器伤的发生。

6）使用具有安全装置的护理器材：尽可能使用安全性能好的护理产品。使用无针输注系统，如可来福接头、无针螺口输液器等；使用带有可收缩式针头的注射器、自毁型注射器和密闭式防针刺伤型留置针等；使用不同型号的安瓿折断器等。

（2）锐器伤的应急处理流程：

1）受伤护士要保持镇静，戴手套者按规范迅速脱去手套。

2）立即用手从伤口的近心端向远心端挤压受伤部位，尽可能把伤口处的血液挤出。禁止在伤口部位来回挤压，以免产生虹吸现象将污染血液吸入血管，增加感染机会。再用肥皂水和大量流动水冲洗伤口，最后用乙醇或 0.5％碘伏消毒伤口，被暴露的黏膜应用生理盐水反复冲洗。

3）立即向部门负责人报告，及时填写锐器伤登记表，由负责人签字后上交预防保健科及医院感染管理科。由二者共同评估锐器伤的情况并做相应处理。

4）立即对受伤护士进行血清学检测，同时根据患者血清学结果，尽可能在24 h 内采取预防措施（表 12－1）。

表 12－1 护士、患者血清学结果与预防措施

护士血清学结果	患者血清学结果	处理原则
HBsAg（＋）或抗- HBs（＋）或抗- HBc（＋）	HBsAg（＋）	可不进行特殊处理
抗- HBs＜10 mIU/mL 或抗- HBs 水平不详	HBsAg（＋）	24 h 内注射乙肝免疫球蛋白，并于受伤当天、第 1 个月、第 6 个月接种乙肝疫苗，第 3 个月、第 6 个月监测 HBsAg、抗- HBs、ALT
抗- HCV（－）	抗- HCV（＋）	于受伤当天、第 1 个月、第 3 个月、第 6 个月监测抗- HCV、ALT，根据复查结果进行抗病毒治疗

护士血清学结果	患者血清学结果	处理原则
抗-HIV（－）	抗-HIV（＋）	立即向分管院长报告，由院内评估专家决定是否实施预防性用药方案。预防性用药最好在 4 h 内实施，最迟不超过 24 h，即使超过 24 h，也应实施预防性用药。预防性用药方案可分为基本用药程序和强化用药程序。基本用药程序一般选用两种逆转录酶抑制剂，强化用药程序是在基本用药基础上加一种蛋白酶抑制剂，都使用常规治疗剂量，各连续使用 28 d。于第 4 周、第 8 周、第 12 周、第 6 个月监测抗-HIV，对服用药物的毒性进行监控和处理，观察和记录 HIV 病毒感染的早期症状
TPHA（－）	TPHA（＋）	苄星青霉素，每周 1 次，连续 3 次，第 1 个月后再查 TPHA

（3）噪声防护措施：医院噪声，尤其是 ICU、手术室等特殊科室因医疗仪器设备较多，噪声是无法避免的，在不影响护理工作的前提下，可尽量降低各种机器的报警音量，不同的环境和昼夜时间段采用不同音量；建筑设计上可使用吸音天花板、隔音墙等；护理人员要正确认识医院噪声，学会自我调整和自我放松，排除噪声带来的干扰，减轻心理压力，保持身心健康。

（4）放射性损伤防护措施：预防放射线损伤，应加强放射诊疗工作管理，防止放射事故发生；进入放射相关区域必须做好防护；辅助医生进行放射性检查时应严格执行个人剂量计佩戴制度，做好个人放射检测工作。预防紫外线损伤，应加强对紫外线操作人员的技术培训和指导，严格操作规程；提高防护意识，加强防护措施，接触紫外线时必须戴防护眼镜、帽子、口罩等，防止皮肤直接暴露在紫外线下；紫外线灯开关应安置于室外；严禁在紫外线消毒时进入消毒区域；消毒结束后开窗通风。

（5）温度性损伤防护措施：

1）护士应严格遵守消防安全管理条例，树立消防安全意识。

2）定期对易燃、助燃物品及电气设备和仪器设备进行检查，消除安全隐患。

3）医院内禁止吸烟。

4）选择高质量高频电刀并能够熟练使用，在使用过程中要注意负极板的粘贴问题。

（三）化学性因素及防护

1. 化学性因素

化学性因素是指护士在日常护理工作中接触到的危害护士职业安全的各种化学物质。临床上可造成身体不同程度损伤的化学物质包括化疗药物、消毒剂、麻醉废气等。

（1）化疗药物：常用化疗药物有环磷酰胺、甲氨蝶呤、多柔比星、5-氟尿嘧啶、铂类及长春新碱等。护士在药物准备和使用过程中、操作注射过程中、药物使用后处理过程中或是直接接触患者的排泄物、分泌物和其他代谢物时，如果操作不当均可造成对身体的潜在危害。护士可通过皮肤和黏膜吸收、呼吸道吸入和消化道摄入等途径接触到化疗药物。化疗药物的毒性反应有剂量依赖性，即使日常工作中沾染的剂量很小，但长期接触会因其蓄积作用而产生危害，仍可造成造血系统、生殖系统、消化道上皮组织等器官不同程度的损伤，常表现为白细胞、血小板减少，口腔溃疡，脱发等，同时还会有远期影响，如致癌、致畸、致突变等危险。

（2）消毒剂：常用消毒剂如甲醛、含氯消毒剂、过氧乙酸、戊二醛等具有挥发性和刺激性。护士在使用过程中容易通过皮肤接触和呼吸道吸入等途径受到损伤，主要表现为皮肤过敏、灼伤、出现黏膜瘙痒、红肿、干燥、脱皮，还可造成鼻炎、角膜炎、结膜灼伤、上呼吸道炎症、喉头水肿和痉挛、化学性气管炎或肺炎、肺纤维化，甚至还会损伤中枢神经系统，表现为头痛及记忆力减退。

（3）麻醉废气：主要是指恩氟烷、异氟烷等。短时吸入麻醉废气可引起护士头痛、注意力不集中、应变能力差及烦躁等问题；长期吸入麻醉废气，在机体组织内逐渐蓄积后，可产生慢性氟化物中毒、遗传性影响（包括致突变、致畸、致癌），对生育功能也会产生不良影响，可使自发性流产率增高。

2. 防护措施

（1）使用化疗药物防护措施：

1）配制化疗药物的护士要进行岗前规范化培训，经过考核合格后才可以上岗。

2）为了避免化疗药物配制过程造成环境和人员的污染，应在静脉药物配置中心（PIVAS）对化疗药物集中配制。在垂直层流生物安全柜内操作，防止在化疗药物配制过程中，药物扩散到空气中形成肉眼看不见的气雾或小液滴，污染周围空气和环境。条件达不到标准要求的医院可配置简易的化疗药物配药柜，尽量改善化疗防护条件，尤其是配药环境。

3）操作前准备：操作时要穿一次性隔离衣，戴一次性口罩、帽子，戴乳胶加聚氯乙烯双层手套，戴护目镜，有条件的戴面罩，铺一次性防护垫。隔离衣要具备防尘、防静电、非透过性的特点，确保有屏障保护作用。有条件可佩戴 N95

口罩。一次性帽子要遮盖头发及耳朵，尽量减少皮肤裸露。内层防渗透的聚氯乙烯手套戴在防护衣袖口下，外层乳胶手套需盖住袖口；手套每 30 min 更换一次，出现破损、刺破和被药物污染及时更换。操作台面覆盖一次性防渗透型防护垫，操作过程中一旦污染应立即更换或每日工作结束后更换。

4）配置化疗药物和执行注射时的防护：割锯安瓿前轻弹其颈部，使附着的药粉降至瓶底，掰开安瓿时应垫无菌纱布，开口应避开面部方向。溶解药物时沿瓶壁缓慢将溶媒注入瓶底，待药粉完全溶解后再行晃动。使用针腔较大的注射器抽取药液，抽取药液以不超过注射器容量 3/4 为宜。药物配置时要避免强正压或强负压，对于瓶装药物稀释后应立即抽出瓶内气体，防止药物从穿刺针孔处溢出。抽取药液时在瓶内进行排气和排液后再拔针，不要将药物排于空气中或外溅到周围环境里。拔针时用无菌纱布包裹瓶塞，再撤针头，防止由于压差造成药液外溢。配置好的药液放入封闭的塑料袋中。静脉给药时护士应戴一次性口罩、帽子，穿一次性隔离衣，戴手套。操作时确保注射器及输液管接头处紧密连接，以防药物外漏。若需要从莫菲滴管加药，应用无菌棉球围在滴管开口处再进行加药，加药速度不宜过快。在整个操作过程中使用过的废弃物必须放在一次性防刺容器中，要与其他垃圾分类放置并加标记，集中处理。操作结束后，用清水冲洗或擦拭操作台。脱去手套后用肥皂水及流水彻底洗手，使用过的防护用品应放置于指定防渗漏容器内。

5）污染物的处理：处理 48 h 内接受过化疗的患者的分泌物、呕吐物、排泄物、血液时，必须穿隔离衣、戴手套。化疗药物污染的被服要单独清洗。患者使用过的水池、马桶要用清洁剂和热水彻底清洗。所有的污物（包括使用过的一次性防护衣、帽），必须进行焚烧处理。

6）护士健康管理：定期为接触化疗药物的护士进行体检，合理安排休假，避免怀孕或哺乳期护士接触化疗药物。

（2）化疗药物的溢出应急措施：

1）当化疗药物外溅时应立即标明污染范围，避免他人接触。

2）护士皮肤直接接触到化疗药物时，立即用肥皂和清水清洗被污染皮肤。不慎溅入眼睛要用生理盐水持续冲洗。当防护用品被污染时立即更换。

3）处理溢出化疗药物时必须穿戴手套、鞋套、面罩和防护衣。

4）当化疗药物外溢到周围环境中时，应用吸收性抹布吸附药液，药物完全去除后，用清水冲洗被污染地方，再用清洁剂清洗 3 遍，最后再用清水冲洗干净。

5）如为粉末状药物，应用湿性吸收性抹布覆盖在上面，防止药物弥散到空气中。

6）所有被污染物品都应放置于细胞毒性废物专用垃圾袋，封口后再放入一次性防刺容器中。

7）记录相关信息，包括药物名称、溢出量、溢出发生的原因、处理过程、相关人员，告知相关人员注意药物溢出等。

（3）麻醉废气防护措施：

1）使用密封良好的麻醉机，并将麻醉机的废气连接管路释放到室外。

2）合理排班，减少人员滞留于污染环境的时间。

3）尽量减少孕期和哺乳期护士接触麻醉废气的机会。

（四）心理社会因素及防护

1. 心理社会因素

心理社会因素是指护士工作对其自身造成的心理社会方面的不良影响。护理工作中很多因素可造成或加重护理人员的精神紧张、情感焦虑或人际冲突，这些因素与护士生活环境、工作压力、社会支持有密切关系，如行为及语言伤害、工作疲溃感和护患冲突、频繁的夜班打破生理节律和生活规律、面对意外伤害及死亡的负面刺激等所造成的一些心理障碍或慢性疾病，如焦虑、抑郁、食欲减退、免疫功能下降、失眠、高血压、溃疡病、内分泌功能紊乱等。

2. 防护措施

（1）创造安全的职业环境：医疗机构应尽量创造舒适、安全的工作环境，提供必要的防护保障，控制发生安全隐患的关键环节；合理安排各科室护理人员，科学安排工作内容，减轻护理人员的职业紧张。护理人员应掌握沟通技巧，减少因误解造成的冲突，改善组织内部关系，增加互相支持，培养团队合作精神，营造安全健康的职业环境。

（2）加强心理锻炼，提高心理素质：加强心理知识的学习，掌握各种疾病引起的心理变化，增强服务意识，建立良好护患关系，减少工作中发生冲突的机会；敢于面对工作中的行为及语言伤害，勇于维护自身权利，提高处理重大事件的能力。

（3）合理运用压力应对技巧：护理人员应学会自我心理调适，保持积极乐观的心态，学会自我放松，积极疏导负面的躯体和心理反应，降低紧张感；培养轻松的业余爱好，进行有规律的运动，劳逸结合，合理营养，有助于减轻焦虑、紧张情绪，恢复体力和精力。

（4）积极发展社会支持：社会支持系统能够有效地缓冲压力，保护身心免受紧张状态的影响，有助于维持良好的情绪，在个体面对压力时提供保护。

（5）寻求专业帮助：护士在应对应激时，应积极寻求专业人员的帮助，如专业指导、心理支持等。

（五）运动功能性因素及防护

1. 运动功能性因素

临床护士由于工作性质的原因，经常需要搬运重物，如搬运患者、协助患者更换体位、协助患者上下床等。同时护士在日常工作中也常需做弯腰、扭身等动作，使腰部负荷过重容易出现腰椎间盘突出、腰肌劳损、腰背痛等病症。此外，在工作中护士站立时间较久，可引发下肢静脉曲张等。

2. 防护措施

（1）加强锻炼，提高身体素质，提高机体免疫力：护士可在业余时间进行打太极拳、跳健美操、慢走、慢跑、骑自行车、游泳及练瑜伽等体育活动，通过锻炼身体增加骨关节活动度，降低骨关节损伤概率。同时通过锻炼可提高机体免疫力，使全身各脏器系统功能增强。但在活动前要做好准备工作，热身后再进行运动，同时活动时要注意强度和幅度，避免活动时受伤。

（2）正确运用人体力学原理，维持良好工作姿势：在护理工作中运用人体力学的原理可起到省力的作用。同时良好的身体姿势不仅可以预防腰肌劳损的发生，还可以延缓腰椎间盘突出症的发生。此外，护士也要避免剧烈运动，以防腰部肌肉拉伤等。在工作中避免长时间维持同一劳动姿势，护士应定期变换工作姿势，使疲劳腰肌得到休息，减轻脊柱负荷。如因工作性质需要长期站立时，可让两腿交替承重轮换休息或可适当做踮脚动作来减轻体重对下肢的压力，从而减轻下肢疲劳。

（3）使用劳动保护用品：护士在工作中可以佩戴腰围以增加腰部的稳定性，穿软底鞋、穿弹力袜或捆绑弹力绷带以促进下肢血液回流，预防下肢静脉曲张。

（4）养成良好的生活和饮食习惯：护士应在生活中养成良好习惯，去除各种伤病诱发因素，加强对局部组织的保护，如使用硬板床休息，并注意床垫和枕头的厚度要适宜。从事家务劳动时，注意避免长时间弯腰活动或尽量减少弯腰次数。减少持重物的时间及重量，预防负重伤的发生。学会主动休息，生活有规律，夜班或较大工作量后应及时休息。此外，要注意饮食中营养物质的均衡，多食富含钙、铁、锌等营养元素的食物，同时增加蛋白质的摄入量。

（六）暴力攻击伤害及防护

1. 暴力攻击伤害

医院工作场所暴力是指医务人员在其工作场所受到辱骂、威胁和攻击，从而造成对其安全、幸福和健康的明确的或含蓄的危害。其中常见的暴力行为方式既包括导致躯体损害的暴力行为，也包括导致心理健康受损的言语谩骂、恐吓、聚众闹事、性骚扰等。虽然护士遭受暴力行为的流行率在不同国家或地区之间不同，但护士遭受暴力行为已经成为国际上一个重要的职业伤害问题。

2. 防护措施

（1）增强法律意识，规范护理行为：护理人员自身应改善服务态度，主动为患者提供服务，加强与患者及其家属的沟通交流，建立良好的护患关系；严格落实核心制度，为患者提供安全服务，减少护患纠纷的发生，防止患者及其家属的过激行为。

（2）加强对护理人员应对暴力能力的培训：定期对护理人员进行相关政策及制度方面的培训，教会护理人员如何评估和识别可能发生暴力的因素和信号，教会自身保护方法。

（3）医疗机构应加强安全保卫工作：增加保卫人员，设立报警监控体系，消除治安隐患，创造安全和谐的工作环境。

（4）构建规范的暴力事件处理程序：成立安全防范小组，制定预防、报警、报告和处理暴力事件的书面流程，组织护士学习和使用。鼓励护士在受到伤害时，及时记录和报告暴力事件。帮助提供法律咨询，使受害者能寻求合理的法律途径来解决。心理医生或同事间支持委员会成员对遭受暴力的员工进行心理疏导，使其尽快恢复正常工作和生活。

【医护人员发生职业暴露后的处理措施和处理流程】

医护人员发生职业暴露后，应当立即实施以下处理措施：

（1）锐器伤伤口处理：立即向远心端将伤口周围血液轻轻挤出，再用肥皂液和流动水进行冲洗 2～3 min；受伤部位的伤口冲洗后应当用消毒液（如 75％乙醇、0.5％碘伏）进行消毒，如有需要则做包扎处理。

（2）黏膜损伤处理：生理盐水或清水反复冲洗，0.5％碘伏冲洗或涂抹消毒。

（3）完整皮肤污染用肥皂和清水冲洗，常规皮肤消毒。

（4）医护人员发生职业暴露后应及时报告主任或护士长。

（5）到医院感染管理科填写职业暴露登记表。

（6）根据有关规定做好相关的化验检查及疫苗接种。

（7）医护人员发生艾滋病病毒职业暴露后，有关部门对其暴露的级别进行评估和确定，并确定是否预防性用药。

【医护人员职业暴露处理流程】

医护人员职业暴露处理流程见图 12－1。

三、静脉治疗的风险因素及防范

（一）静脉治疗的风险因素

1. 执行静脉治疗医嘱

由于医嘱错误，护士盲目执行，造成患者严重的伤害。如胰岛素 60 u＋5％葡萄糖 250 mL 静脉点滴（正确的是胰岛素 6 u＋5％葡萄糖 250 mL 静脉点滴）。

2. 药品管理环节

（1）取药环节：护士取药时如果没有认真查对药名、剂量、厂家及药物有效期，就有可能发错药，或将过期药用于患者，或造成该使用的未使用，造成停药、出院时未及时清退。

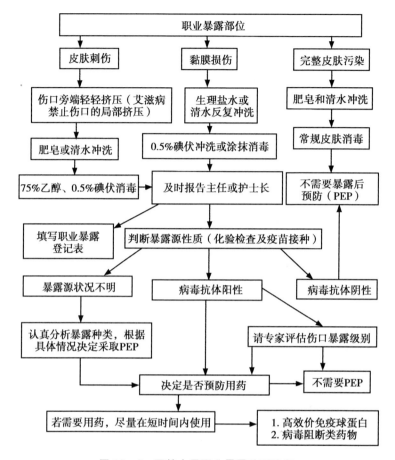

图 12-1 医护人员职业暴露处理流程

（2）配药环节：护士配药前未认真熟悉药物的作用、不良反应及配伍禁忌；配药时未认真核对患者的床号、姓名，药物的剂量、浓度、有效期；配药时将同型、同类药物混淆，或将存在配伍禁忌的药物混合配制，或将药物浓度计算错误等。

（3）中药注射剂：滴速、剂量、浓度等均与其不良反应的发生有一定的相关性。

3. 治疗前告知

未主动向患者介绍药物的作用、不良反应及注意事项；未主动询问患者有无药物过敏史；未主动向患者介绍输液工具。

4. 输液操作

未严格按照"三查七对一注意"的原则执行。有可能出现打错针、加错药、给药方法不当、给药时间延误，对患者造成伤害，导致护理纠纷。

排气方法掌握不好或输入贵重药品拔针过早，造成药液浪费；抢救中未及时建立有效静脉通道，影响抢救成功率。

反复穿刺，造成患者皮下组织、血管破坏。化疗药、多巴胺等刺激性强的药物，如果没有经中心静脉置入导管，而是经外周静脉输入，发生液体渗漏，护士如果没有及时发现，可导致肢体坏死。

输液时违反无菌技术操作原则，导致导管感染、败血症、静脉炎等感染发生，都可能使护士陷入纠纷中。

PICC维护不当，造成导管堵塞、导管滑出或误将导管拔出。

护理操作不当（微粒污染）造成的纠纷，如配药时瓶盖的橡胶塞被吸到输液袋内。

5. 护理人员服务态度

在输液治疗工作量大时，面对患者及其家属的反复询问，护理人员的解释可能简单、生硬或语言不恰当从而伤害对方；护理人员表现出的不耐烦、不体谅、懒于解释等均可导致纠纷的发生。

6. 护理记录

护士在记录静脉输液药名、剂量或总结出入量时如果写错，进行涂改或有刮痕，这些证据材料，都可能成为伪证的主体。

（二）风险管理原则

（1）使护士从"怕出错"的意识，转变为积极思考"哪里可能出错"。

（2）管理者将对差错的处置行为，改变成对风险的控制行为。

（3）将危险管理提高到安全管理的角度，将安全隐患消灭在萌芽状态。

（三）风险防范

1. 加强培养护士责任心

护士工作应认真负责、精益求精，认真执行查对制度、杜绝差错事故发生。当医嘱本身有缺陷或疑问时，应当及时与医生沟通，加强医护配合，避免差错事故发生，从而降低护理风险。

2. 提高护士用药风险防范意识

熟悉药物性能、注意事项，常用药物配伍禁忌；熟悉用药目的、用药反应及应急处理；检查药物质量、有效期，确保安全用药。

3. 控制院内感染

建议有条件的医院建立药物配置中心，药物在层流室配置，病房护士只负责输注；不能重复使用一次性物品；严格按照无菌技术操作原则执行等。

4. 规范操作，加强培训

配药时，针头最好使用侧孔配液，防止胶塞脱落及泡沫的产生；输液时严格按照操作程序执行；使用PICC的科室，集中培训导管的维护，尽量避免导管堵塞、滑出、感染等并发症的发生。

5. 履行告知义务，加强护患沟通

患者在需要输化疗药物、静脉高营养等刺激性的药物时，因药物特性，易导致静脉炎、皮下坏死等，在输液前将可能出现的并发症对患者及其家属进行介绍，做中心静脉置管，签知情同意书，加强沟通，取得患者的合作。

根据医嘱、病情、年龄、药物作用决定输液滴速，并告知患者及其家属不要随意调节，滴管应高于穿刺部位。若出现不滴或穿刺部位肿胀、疼痛及其他异常情况，需立即与值班护士联系。

输液结束拔针后，护士应告知按压针眼的技巧及时间，保证穿刺部位不瘀血。

6. 加强巡视，严格交接班

观察注射部位有无皮下肿胀、液体渗漏、接头脱落；主动观察、询问患者的情况，使问题在萌芽状态就被发现、处理，减少对患者身心的损害，保障患者的用药安全。

7. 完善静脉治疗相关流程及制度

制定输液流程，完善输液管理制度。制定过敏反应的应急流程，输液、输血反应的应急流程，特殊患者、特殊治疗同意书，特殊药物使用警示制度等。

第十三章　静脉输液治疗护理伦理

第一节　概　述

医学伦理学是应用普通规范伦理学的规则和原则解决医学中的道德问题。护理伦理学是从医学伦理学中逐步分化、独立出来的新学科，是以普通规范伦理学的基本原理为指导，研究护理道德的科学。护理伦理学是研究护理学在为患者、社会提供服务的过程中应当遵循的道德原则和规范的科学。护理伦理学的基本概念有四点：支持维护（advocacy）、行动负责（accountability）、互助合作（cooperation）、关怀照顾（care）。

护理伦理学的研究对象主要包括护理人员与患者之间的关系、护理人员与其他医务人员之间的关系、护理人员与护理学科及其他医学学科的关系、护理人员与社会之间的关系。护理伦理学的研究内容广泛，主要包括三大部分：护理道德的基本理论、护理道德规范、护理道德的基本实践。

护理伦理学遵循医学人道主义，倡导同情、关心、爱护患者，平等、负责地对待患者。核心是尊重患者的生命、人格和平等的医疗权利。

随着护理专业的不断发展，在护理实践中面临的伦理性决定也日趋增多，护理伦理要求护士要尊重患者的个性、整体性、完整性及其尊严和权利，在临床实践中做出最合理的伦理决定，提供最佳的护理品质，最大程度地保障患者的利益和安全。

护理伦理学基本规范的内容：

（1）尊敬平等，一视同仁。

（2）热情服务，文明礼貌。

（3）业务精良，德才并重。

（4）互动合作，慎言守密。

（5）尊师重道，团结合作。

（6）忠于职守，承担社会责任。

（7）遵纪守法，廉洁自律。

第二节　静脉输液治疗护士的义务与责任

在临床静脉输液治疗护理实践中，静脉治疗护士必须承担以下义务与责任：

（1）尊重患者的医治权，为患者提供标准的医疗护理服务，实施规范的护理技术操作，提供持续的医疗照护。

（2）尊重患者的知情权，客观告知有关静脉输液治疗各项操作的信息，并对信息进行确认，严禁隐瞒不良信息，干扰患者知情。

（3）尊重患者的决定权，客观、科学告知静脉输液治疗过程中的优缺点，决定自己的选择。

（4）尊重患者的隐私权，未经患者同意不可向他人透漏患者情况。

（5）为患者提供合理的评估，协助患者合理选择通道及静脉输液工具，保护患者血管，预防并发症。

（6）实施严格的无菌技术和操作规范，预防及控制导管相关性感染，为患者提供安全静脉治疗。

（7）对患者实施健康教育和健康咨询，提供术前、术后并发症的预防知识和维护知识。

（8）严禁进行明知对患者有危害的临床研究。

第三节　静脉输液工作中的伦理问题

（1）患者选择自主权。患者在求医过程中对个人的健康、生命等问题由个人做出决定，对自己行为负责。

（2）患者知情同意权。患者在接受静脉治疗过程中有获知病情并对医务人员所采取的治疗方案和措施有决定取舍的权利。

（3）患者对静脉输液有较高的医德要求。患者在接受静脉治疗过程中，面对给药形式的多样化，要求护士有扎实的理论知识和过硬的操作技术的权利。

第四节　护士在执行静脉输液治疗过程中须遵循的原则

一、患者利益第一原则

（1）患者利益第一原则是把有利于患者健康放在第一位并切实为患者谋

利益。

（2）静脉输液治疗中部分患者静脉反复穿刺，出现穿刺困难，静脉炎等，不可对患者反复穿刺。

（3）伦理实践要求护士不但具备熟练的操作技能还要具有良好的职业素养，一切以患者为中心，减轻患者的痛苦，最大限度满足患者的心理需求。

二、自主性原则

（1）自主性权利是指别人有责任尊重的自我、不妨碍个体的自我。在伦理方面护士关注的重点是引起患者不适的因素和与伦理相关的护理实践等问题。

（2）静脉输液治疗中护士可能会遇到对患者的自主权存在潜在侵犯或危害的行为。可见于完全肠道营养、应用试验性药物、治疗的持续或中断、不同于常规的药物剂量时、联合用药等。

（3）伦理实践：

1）患者首先必须被告知治疗的相关信息：可供选择的治疗方法、治疗时间、预期效果、注意事项、可能存在的风险、接受或拒绝治疗的可能后果。

2）给患者提供足够的信息是其做出选择和决定的前提和基础。

3）给予患者充分的考虑时间，让其有足够的时间在无压力的状况下慎重考虑后再做出选择。

4）为患者创造适合做决定的氛围。

5）严禁使用诱导性语言。

6）如果患者精神异常、思维混乱、感情困扰，年老或年幼，对信息缺乏理解和判断，缺乏选择、决定能力时，护士应遵循职业道德为患者做出最佳选择。

三、非暴力原则

（1）非暴力指个人的权利不受到实际危害和不受他人的危害。

（2）静脉输液治疗实践中护士可能会危害到患者，常见于为患者实施静脉治疗过程中通道选择不当造成组织器官伤害或功能丧失。

（3）伦理实践：

1）在护理实践中按规范实施治疗、合理使用药物、对治疗存在的不良反应和不良影响的各种征兆保持警觉、当并发症发生前/时及早干预以避免更大的损害发生，避免造成对患者身体的损害。

2）对患者、照顾者和其他特殊照顾团队进行静脉输液治疗的培训与教育。

3）对患者真诚与守信，关爱患者，可缓解患者孤独、悲伤、焦虑等负性心理和情绪，减少疾病对患者的心理伤害。

四、慈善的原则

（1）应用慈善的原则是健康照顾系统的传统，是采取积极主动的行为去帮助人或者做对人身体有益的事以避免伤害。

（2）护士在静脉输液治疗实践中，可能会对患者造成一定的影响。常见于为患者提供有倾向性信息，导致患者做出符合护士愿望的选择。

（3）伦理实践：

1）护士要客观、科学地向患者提供可供选择的静脉输液治疗通道和方法、预期结果、益处、潜在的危险等重要信息。

2）在保证安全和疗效的前提下，护士应协助患者选择经济实用的静脉通道。

3）耐心了解和倾听患者关注的问题，积极干预、解决这些问题，以确保在家或者在医院接受治疗的患者得以安全治疗，降低风险。

五、公正的原则

（1）公正的原则包括公平地对待他人或提供给他人应该得到的服务。

（2）在静脉输液治疗实践中，护士可能存在对不同患者的不公正。表现在对符合自己期望的患者给予更多的关注，而对于不符合自己期望的患者较少的关注。

（3）伦理实践：

1）尊重所有的患者是行为公正的基本表现，护士必须超越个人的喜恶，为患者提供相同水准的照顾。

2）对于那些贫穷、经济条件差的患者也应给予相同的照顾，提供相同的信息。

六、最优化原则

（1）最优化原则就是在治疗护理中以最小的代价获得最大的效果。

（2）最优化原则就是要求护士具备良好的专业技术、有临床思辨能力和决策能力，既要考虑患者的治疗又要兼顾患者的经济利益，在保证治疗护理效果的前提下，在医疗护理技术允许的范围内为患者提供痛苦最小、费用最低、收益最大的治疗护理方案。

（3）伦理实践：

1）做到疗效最佳，当前的医疗护理技术水平下，在现有条件下为患者提供最佳治疗措施，使获得最佳的护理效果。

2）做到安全无害，在静脉输液治疗中遵循规范，避免不良反应或使之减少或降低到最低程度。

3）做到痛苦最小，在静脉治疗过程中尽可能减轻患者的痛苦，包括疼痛、血液或体液消耗、并发症等不适。

4）做到耗费最小，在评估和告知患者的基础上，根据适度、有效、安全、廉价的原则选择适当的静脉治疗通道和工具，以减轻患者的经济负担，合理利用卫生资源。

加强护士职业道德和业务技能训练，树立"以人为本，以患者为中心"的工作理念，坚持高标准的护理职业作风，信守个人伦理学的标准，反映职业的荣誉。重视操作技能训练及专业理论巩固，提高一次穿刺成功率，规范输液流程。以亲切和蔼态度，诚恳文明用语，言行举止规范，给患者良好的现代护士新形象，以有利于取得患者的信任和配合，使人性化护理真正落到实处。

附录　常用护理文书

附录1　经外周静脉置入中心静脉导管术知情同意书

科别

床号　　　姓名　　　性别　　　年龄　　　诊断　　　住院号

根据治疗需要，经过综合评估，拟置入 PICC。

PICC 导管是从浅静脉通路置入的中心静脉导管，是一项操作低风险、留置有一定风险的技术。该操作由于个体的差异和血管的变异，易导致操作困难或造成意外和并发症，故穿刺操作中的不可预知性导致了穿刺置管及留置的风险增高。虽然操作人员会尽力采取各种积极防范措施，但由于静脉穿刺操作的上述特殊性，仍有可能发生以下意外或并发症：

一、穿刺置管术过程中可能发生的风险

1. 因个体差异、血管变异，可能出现穿刺及置管失败，需再次穿刺。

2. 发生导管异位、断裂、堵塞、血管栓塞等意外。

3. 因术中精神紧张而发生心脏意外、异物刺激导致心律失常。

4. 穿刺部位局部血肿、血管损伤、出血等。

5. 其他突发的意外情况。

二、留置导管期间可能发生的并发症

1. 发生局部渗血、渗液、皮疹，影响导管使用。

2. 发生导管脱出、断裂，夹闭综合征等并发症，需要外科处理。

3. 发生静脉炎，经治疗未好转需要拔管。

4. 发生静脉血栓，需要治疗。

5. 发生感染，引起败血症。

6. 其他意外。

上述意外或并发症虽然发生率很低，但不能完全避免，请患者或被委托人慎重考虑是否接受穿刺置管术。如果同意，请予以签字。

穿刺置管人：

年　　　月　　　日

我已阅读以上条款内容，同意实施 PICC 置管术，若发生以上情况表示理解并接受可能出现的风险及并发症。

患者或被委托人：

年　　　月　　　日

附录2　中心静脉置管术知情同意书

科别

床号　　　　姓名　　　　性别　　　　年龄　　　　诊断　　　　住院号

　　根据治疗需要，经过综合评估，拟进行深静脉穿刺置管术：□ 经颈内静脉 □ 经股静脉 □ 经锁骨下静脉；□ 单腔 □ 双腔 □ 三腔。

　　深静脉穿刺置管术及留置导管是一项高风险操作，该操作为盲探性操作，由于个体的差异和血管的变异，易导致操作困难或造成意外和并发症，故穿刺操作中的不可预知性导致了穿刺置管及留置的风险显著增高。虽然操作人员会尽力采取各种积极防范措施，但由于深静脉操作的上述特殊性，仍有可能发生以下意外或并发症：

　　一、穿刺置管术过程中的意外

　　1. 穿刺及置管失败。

　　2. 发生导管异位、断裂、堵塞，血管栓塞等意外，必要时需要外科手术治疗。

　　3. 发生气胸、血胸、血管损伤、心脏穿孔等严重并发症，必要时需要外科手术治疗。

　　4. 发生心脏意外、恶性心律失常。

　　5. 穿刺部位局部血肿、出血、皮下气肿等。

　　6. 发生假性动脉瘤、静脉狭窄、动静脉瘘等并发症，必要时需要外科手术治疗。

　　7. 其他突发的意外情况。

　　二、留置导管期间可能发生的并发症

　　1. 发生局部渗血、渗液、皮疹，影响导管使用。

　　2. 发生导管脱出、断裂，夹闭综合征等并发症，需要外科处理。

　　3. 发生静脉血栓，需要治疗。

　　4. 发生感染，引起败血症。

　　5. 其他意外。

　　上述意外或并发症虽然发生率很低，但不能完全避免，请患者或被委托人慎重考虑是否接受穿刺置管术。如果同意，请予以签字。

穿刺置管人：
年　　　月　　　日

　　我已阅读以上条款内容，同意实施深静脉穿刺置管术，若发生以上情况表示理解并接受可能出现的风险及并发症。

患者或被委托人：
年　　　月　　　日

附录3 静脉输液港植入术知情同意书

科别

床号　　　姓名　　　性别　　　年龄　　　诊断　　　住院号

根据治疗需要，经过综合评估，拟进行静脉输液港植入术：□ 单腔 □ 双腔 □ 三腔。

经锁骨下静脉静脉输液港植入术及留置导管是一项高风险操作，该操作为盲探性操作，由于个体的差异和血管的变异，易导致操作困难或造成意外和并发症，故穿刺操作中的不可预知性导致了穿刺置管及留置的风险显著增高。虽然操作人员会尽力采取各种积极防范措施，但由于锁骨下静脉穿刺操作的上述特殊性，仍有可能发生以下意外或并发症：

一、穿刺置管术过程中的意外

1. 穿刺及置管失败、静脉输液港植入失败。

2. 发生断裂，必要时需要外科手术治疗。

3. 发生气胸、血胸、血管损伤、心脏穿孔等严重并发症，必要时需要外科手术治疗。

4. 发生心脏意外、恶性心律失常。

5. 穿刺部位局部血肿、出血、皮下气肿等。

6. 发生假性动脉瘤、静脉狭窄、动静脉瘘等并发症，必要时需要外科手术治疗。

7. 其他突发的意外情况。

二、留置导管期间可能发生的并发症

1. 发生局部渗血、渗液、皮疹。

2. 发生导管脱出、断裂，夹闭综合征等并发症，需要外科处理。

3. 发生堵管，需要拔管处理。

4. 发生囊袋积液、感染，需要治疗。

5. 发生静脉输液港或导管外露，需要再次处理。

6. 发生静脉血栓，需要治疗。

7. 发生感染，引起败血症。

8. 其他意外。

上述意外或并发症虽然发生率很低，但不能完全避免，请患者或被委托人慎重考虑是否接受静脉输液港植入术。如果同意，请予以签字。

穿刺置管人：

年　　　月　　　日

我已阅读以上条款内容，同意实施静脉输液港植入术，若发生以上情况表示理解并接受可能出现的风险及并发症。

患者或被委托人：

年　　　月　　　日

附录 4　外周静脉留置针穿刺记录

一般情况评估

科别_____　床号____　住院号_____　姓名_____　性别____　年龄____

身高_____cm　入院体重_____　文化程度_____　诊断_____

保险类别：□省直医保 □市直医保 □新农合 □商业保险

联系电话_____

穿刺前评估

置管医嘱：□无 □有

置管知情同意书：□无 □有

穿刺局部皮肤：□完整 □红肿 □破损 □其他_____

活动能力：□正常 □偏瘫 □截瘫 □全瘫 □其他_____

治疗疗程：□4 h □72 h □一周 □一周以上 □一个月以上 □其他

流速控制：□无 □有：□微量泵 □输液泵

药物性质：□化疗药 □抗生素 □血管活性药物 □高浓度电解质 □营养液

　　　　　□血液制品 □其他_____

置管史：□无 □有：导管_____

过敏史：□无 □有：药物名称_____

疾病史：□无 □有：疾病名称_____

静脉血栓史：□无 □有：部位_____

穿刺记录

穿刺地点：□病室内 □处置室 □介入导管室 □手术室 □导管/血管门诊

穿刺操作人：□医生 □护士 □麻醉师 □其他_____

外周静脉留置针类型：□安全型（防针刺伤型）□防逆流型 □普通型

　　　　　　　　　　□密闭型 □开放型

　　　　　　　　　　□26G □24G □22G □20G □18G

可视化穿刺：□否 □是：□浅静脉导引仪

穿刺部位：□左侧 □右侧

　　　　　□手部 □前臂 □上臂 □足背 □小腿 □大腿 □其他_____

穿刺静脉：□手背静脉 □手指静脉 □肘正中静脉 □前臂静脉 □小隐静脉

　　　　　□足背静脉 □颈外静脉 □额顶静脉 □颞前静脉 □耳后静脉

　　　　　□其他静脉_____

穿刺情况：□1 次成功 □2 次成功 □穿刺失败

　　　　　□更换血管 □更换肢体 □更换其他穿刺工具 □其他_____

穿刺过程描述_____

连接工具：□肝素帽 □三通 □输液接头

　　　　　□普通输液接头 □正压输液接头 □分隔膜输液接头 □平衡压输液

接头

固定：□纱布敷料 □外科敷料 □透明敷料

敷料型号：□8 cm×12 cm □其他_____

辅助工具：□固定板 □固定带 □固定器

穿刺后情况：□立即连接液体

□封管：□生理盐水 □10 u/mL 肝素钠盐水 □50 u/mL 肝素钠盐水 □100 u/mL 肝素钠盐水 □其他_____

并发症：□局部出血：□加压包扎固定 □局部止血药物 □其他_____

附录5 经外周静脉置入中心静脉导管穿刺记录

一般情况评估

科别_____ 床号____ 住院号_____ 姓名_____ 性别____ 年龄____

身高_____ cm 入院体重_____ 文化程度_____ 诊断_____

保险类别：□省直医保 □市直医保 □新农合 □商业保险

联系电话_____

穿刺前评估

置管医嘱：□无 □有

置管知情同意书：□无 □有

穿刺局部皮肤：□完整 □红肿 □破损 □其他_____

活动能力：□正常 □偏瘫 □截瘫 □全瘫 □其他_____

治疗疗程：□4 h □72 h □一周 □一周以上 □一个月以上 □其他_____

流速控制：□无 □有：□微量泵 □输液泵

药物性质：□化疗药 □抗生素 □血管活性药物 □高浓度电解质 □营养液 □血

液制品 □其他_____

置管史：□无 □有：导管_____

过敏史：□无 □有：药物名称_____

疾病史：□无 □有：疾病名称_____

静脉血栓史：□无 □有：部位_____

穿刺记录

穿刺地点：□病室内 □处置室 □介入导管室 □手术室 □导管/血管门诊

置管用时：_____分

穿刺操作人：□医生 □护士 □麻醉师 □其他_____

导管型号：□1.9F □3.0F □4.0F □5.0F

导管类型：□尖端开口型 □三向瓣膜型

□单腔 □双腔 □三腔 □四腔

□普通 □耐高压

穿刺方法：□传统盲穿置管法 □塞丁格技术 □超声引导塞丁格技术

预测置入长度：_____ cm 实际置入长度：_____ cm 外露长度：_____ cm

导管置入部位臂/腿围_____ cm

患者体位：□平卧位 □半卧位 □半坐卧 □坐位

麻醉方式：□无 □局部麻醉 □全麻

穿刺部位：□左 □右

□上臂 □肘部 □肘部下 □其他_____

穿刺静脉：□贵要静脉 □肘正中静脉 □头静脉 □股静脉 □大隐静脉 □颈外

静脉

215

□颈内静脉 □颞浅静脉 □耳后静脉 其他静脉：_____

穿刺情况：□1 次成功 □2 次成功 □穿刺失败

　　　　　□更换血管 □更换肢体 □更换其他穿刺工具 □其他_____

局部扩皮：□是 □否

送导丝情况：□顺利 □不顺利 □送导丝失败

送管情况：□顺利 □不顺利 □送管失败

穿刺过程描述：_____

连接工具：□肝素帽 □三通 □输液接头

　　　　　□普通接头 □正压接头 □分隔膜接头 □平衡压接头

固定：□纱布敷料 □外科敷料 □透明敷料

　　敷料型号：□10 cm×12 cm □其他_____

　　辅助工具：□无 □思乐扣 □固定带 □固定器

穿刺后情况：□立即连接液体

　　　　　□封管：□生理盐水 □10 u/mL 肝素钠盐水 □50 u/mL 肝素钠盐水 □100 u/mL 肝素钠盐水 □其他_____

并发症：□局部出血：□加压包扎固定 □局部止血药物 □其他_____

导管尖端位置：_____

导管尖端位置确认：□X 线胸部正位片 □心电图（EKG）□其他_____

置管后教育：□无 □患者 □家属 □陪伴者

附录6　中心静脉导管穿刺记录

一般情况评估

科别_____　　床号_____　　住院号_____　　姓名_____　　性别_____

年龄_____　　身高_____ cm　　入院体重_____　　　　文化程度_____

联系电话_____　　　　诊断_____

保险类别：□省直医保　□市直医保　□新农合　　　□商业保险

穿刺前评估（麻醉师评估）

置管医嘱：□无 □有

置管知情同意书：□无 □有

穿刺部位皮肤：□完整 □红肿 □破损 □其他_____

活动能力：□正常 □偏瘫 □截瘫 □全瘫 □其他_____

治疗疗程：□4 h □72 h □一周 □一周以上 □一个月以上 □其他

流速控制：□无 □有：□微量泵 □输液泵

药物性质：□化疗药 □抗生素 □血管活性药物 □高浓度电解质 □营养液

　　　　　　□血液制品 □其他_____

置管史：□无 □有：导管_____

过敏史：□无 □有：药物名称_____

疾病史：□无 □有：疾病名称_____

静脉血栓史：□无 □有：部位_____

穿刺记录

穿刺地点：□病室内 □处置室 □介入导管室 □手术室 □导管/血管门诊

穿刺用时：_____分

穿刺操作人：□医生 □麻醉师 □其他_____

导管类型：□普通 □耐高压

　　　　　　□单腔 □双腔 □三腔 □四腔

　　　　　　□24G □22G □20G □18G

穿刺导引仪：□无 □有：□超声

预测置入长度：____ cm　　实际置入长度：____ cm　　外露长度：____ cm

患者体位：□平卧位 □半卧位 □半坐卧 □坐位

穿刺静脉：□颈内静脉 □锁骨下静脉 □股静脉 □其他静脉：_____

穿刺情况：□1 次成功 □2 次成功 □穿刺失败

　　　　　　□更换血管 □更换对侧 □更换其他穿刺工具 □其他_____

局部扩皮：□是 □否

送导丝情况：□顺利 □不顺利 □送导丝失败

送管情况：□顺利 □不顺利 □送管失败

穿刺过程描述：_____

麻醉方式：□无 □局部麻醉 □全麻

连接工具：□肝素帽 □三通 □直接连接 □输液接头

　　　　　　□普通接头 □正压接头 □分隔膜接头 □平衡压接头

固定：□纱布敷料 □外科敷料 □透明敷料

　　　敷料型号：□8 cm×12 cm □其他＿＿＿＿＿＿

　　　辅助工具：□思乐扣 □固定带 □固定器

穿刺后情况：□立即连接液体

　　　　　　□封管：□生理盐水 □10 u/mL 肝素钠盐水 □50 u/mL 肝素钠盐

　　　　　　水 □100 u/mL 肝素钠盐水 □其他＿＿＿＿＿＿

并发症：□局部出血：□加压包扎固定 □局部止血药物 □其他＿＿＿＿＿＿

导管尖端位置：＿＿＿＿＿＿＿＿＿＿＿＿

导管尖端位置确认：□X 线胸部正位片 □心电图（EKG）□其他＿＿＿＿＿＿

置管后教育：□无 □患者 □家属 □陪伴者

附录 7　静脉输液港穿刺植入记录

一般情况评估

科别＿＿＿　床号＿＿＿＿　住院号＿＿＿＿　姓名＿＿＿＿　性别＿＿＿　年龄＿＿＿　身高＿＿＿ cm

入院体重＿＿＿　文化程度＿＿＿　诊断＿＿＿＿＿＿＿＿

保险类别：□省直医保 □市直医保 □新农合 □商业保险

联系电话＿＿＿＿＿＿＿＿＿＿

穿刺前评估

置管医嘱：□无 □有

置管知情同意书：□无 □有

穿刺部位皮肤：□完整 □红肿 □破损 □其他＿＿＿＿＿

活动能力：□正常 □偏瘫 □截瘫 □全瘫 □其他＿＿＿＿

治疗疗程：□4 h □72 h □一周 □一周以上 □一个月以上 □其他＿＿＿＿＿

流速控制：□无 □有：□微量泵 □输液泵

药物性质：□化疗药 □抗生素 □血管活性药物 □高浓度电解质 □营养液

　　　　　□血液制品 □其他＿＿＿＿

置管史：□无 □有：导管＿＿＿＿＿

过敏史：□无 □有：药物名称＿＿＿＿

疾病史：□无 □有：疾病名称＿＿＿＿

静脉血栓史：□无 □有：部位＿＿＿＿

穿刺记录

穿刺地点：□病室内 □处置室 □介入导管室 □手术室 □导管/血管门诊

穿刺用时：＿＿＿＿＿分

穿刺操作人：□医生 □麻醉师 □其他＿＿＿＿＿

PORT 类型：□普通 □耐高压

　　　　　□单腔 □双腔 □三腔（是否完整）

　　　　　导管型号：□16G □18G □20G □22G □24G □26G

　　　　　置入长度：＿＿＿＿＿ cm

手术切口：□左前胸 □右前胸 □腹部 □其他＿＿＿＿＿

患者体位：□平卧位 □半卧位 □半坐卧 □坐位

植入过程描述：＿＿＿＿＿＿＿＿＿＿＿＿＿＿＿＿＿＿＿

麻醉方式：□无 □局部麻醉 □全麻

穿刺静脉：□锁骨下静脉 □其他静脉＿＿＿＿＿

穿刺后情况：□缝合：□是 □否＿＿＿＿＿

　　　　　□外科敷料包扎 □是 □否：＿＿＿＿＿

　　　　　□封管液：□生理盐水 □10 u/mL 肝素钠盐水 □50 u/mL 肝素钠

　　　　　盐水 □100 u/mL 肝素钠盐水 □其他＿＿＿＿＿

并发症：□局部出血：□加压包扎固定 □局部止血药物 □其他＿＿＿＿＿

　　　　穿刺失败：□更换穿刺血管 □更换其他穿刺工具 □其他＿＿＿＿＿

导管尖端位置：＿＿＿＿＿

导管尖端位置确认：□X 线胸部正位片 □其他＿＿＿＿＿

植入后教育：□无 □患者 □家属 □陪伴者

附录 8　外周静脉留置针每日评估及维护记录

一般情况评估

科别____　床号_____　住院号_____　姓名_____　性别____　年龄____

身高____ cm　入院体重____　文化程度____　诊断_____

保险类别：□省直医保 □市直医保 □新农合 □商业保险

联系电话_____

每日评估

□正常 □异常：

□穿刺局部：□红肿 □疼痛 □渗血 □渗液 □局部过敏 □硬结

　　　　　　□脓性分泌物 □其他_____

□导管功能：□回抽通畅 □回抽不通畅

导管维护

□常规 □持续输液 □异常：

冲管：□连接液体前 □输液后 □输入胶体后 □输入血液制品后 □不同药物间

冲管液：□生理盐水 □无菌注射用水 □其他_____

冲管液量：□20 mL □10 mL □5 mL □其他_____

封管：□生理盐水 □10 u/mL 肝素钠盐水 □其他_____

敷料：□潮湿□分泌物 □卷边 □松动 □脱落 □其他_____

敷料种类：□纱布 □透明敷贴 □水胶体敷料 □银离子敷料 □其他_____

换药包：□一次性换药包 □一次性专用换药包 □医院自制换药包 □无

局部用药：药物名称_____

导管状态

□正在使用 □拔出导管：

□计划拔管：□治疗结束 □导管使用时间到期 □转科/出院 □死亡

□非计划拔管：□导管脱出 □导管异位 □导管断裂 □导管堵塞

　　　　　　　□患者拔出 □操作带出 □并发症

附录 9　经外周置入中心静脉导管评估维护记录

一般情况评估

科别____　床号_____　住院号_____　姓名_____　性别____　年龄____

身高____ cm　入院体重____　文化程度____　诊断_____

保险类别：□省直医保 □市直医保 □新农合 □商业保险

联系电话_____

每班评估

外露长度_____ cm □正常 □异常：

□穿刺局部：□红肿 □疼痛 □渗血 □渗液 □局部过敏 □硬结

　　　　　　□脓性分泌物 □其他_____

□导管功能：□回抽通畅 □回抽不通畅

导管维护

□常规 □持续输液 □异常：

冲管：□连接液体前 □输液后 □输入胶体后 □输入血液制品后 □不同药物间

冲管液：□生理盐水 □无菌注射用水 □其他_____

冲管液量：□20 mL □10 mL □5 mL □其他_____

封管：□生理盐水 □肝素钠盐水：□10 u/mL □50 u/mL □100 u/mL □其他_____

敷料：□潮湿 □分泌物 □卷边 □松动 □脱落 □其他_____

敷料种类：□纱布 □透明敷贴 □水胶体敷料 □银离子敷料 □其他_____

换药包：□一次性换药包 □一次性专用换药包 □医院自制换药包 □其他_____

局部用药：药物名称_____

导管状态

□正在使用

□拔出导管 □计划拔管：□治疗结束 □导管使用时间到期 □转科/出院 □死亡

□非计划拔管：□导管脱出（□患者拔出 □操作带出）□导管异位 □导管断裂

　　　　　　□导管堵塞 □导管侵蚀 □夹闭综合征

　　　　　　□并发症 □其他_____（链接非计划拔管上报单）

拔管困难：□物理处理后拔管 □介入手术取出 □外科手术取出

原因：□夹闭综合征 □导管异位 □静脉炎 □感染

　　　□纤维蛋白鞘 □血栓形成

拔管后处理：□局部按压 □穿刺点封闭 □并发症处理

携管出院：□维护自我管理教育：□患者 □家属 □陪伴者

随访：□本院 □当地医院 □社区 □其他_____

随访计划：□每周 □每月 □其他_____

附录 10 中心静脉导管评估维护记录

一般情况评估

科别____ 床号_____ 住院号_____ 姓名_____ 性别____ 年龄____

身高____ cm 入院体重____ 文化程度____ 诊断_____

保险类别：□省直医保 □市直医保 □新农合 □商业保险

联系电话_____

每班评估

外露长度_____ cm □正常 □异常：

□穿刺局部：□红肿 □疼痛 □渗血 □渗液 □局部过敏 □硬结
　　　　　　□脓性分泌物 □其他_____

□导管功能：□回抽通畅 □回抽不通畅

导管维护

□常规 □持续输液 □异常：

冲管：□连接液体前 □输液后 □输入胶体后 □输入血液制品后 □不同药物间

冲管液：□生理盐水 □无菌注射用水 □其他_____

冲管液量：□20 mL □10 mL □5 mL □其他_____

封管：□生理盐水 □肝素钠盐水：□10 u/mL □50 u/mL □100 u/mL □其他_____

敷料：□潮湿 □分泌物 □卷边 □松动 □脱落 □其他_____

敷料种类：□纱布 □透明敷贴 □水胶体敷料 □银离子敷料 □其他_____

换药包：□一次性换药包 □一次性专用换药包 □医院自制换药包 □其他_____

局部用药：药物名称_____

导管状态

□正在使用

□拔出导管 □计划拔管：□治疗结束 □导管使用时间到期 □转科/出院 □死亡

□非计划拔管：□导管脱出（□患者拔出 □操作带出）□导管异位 □导管断裂
　　　　　　　□导管堵塞 □导管侵蚀 □夹闭综合征 □并发症 □其他_____
　　　　　　（链接非计划拔管上报单）

拔管困难：拔管方法：□物理处理后拔管 □介入手术取出 □外科手术取出

原因：□夹闭综合征 □导管异位 □纤维蛋白鞘 □血栓形成

拔管后处理：□局部按压 □穿刺点封闭 □并发症处理

附录 11 静脉输液港评估维护记录

一般情况评估

科别____ 床号_____ 住院号_____ 姓名_____ 性别____ 年龄____

身高____ cm 入院体重____ 文化程度____ 诊断_____

保险类别：□省直医保 □市直医保 □新农合 □商业保险

联系电话_____

每班评估

港体局部：□正常 □异常：

□发红 □肿胀 □渗液 □局部过敏 □脓性分泌物 □其他_____

导管功能：□通畅 □不通畅：

　　　　　□推注生理盐水/预冲液：□20 mL □10 mL □5 mL

导管维护

□常规 □持续输液 □异常：

冲管：□连接液体前 □输液后 □输入胶体后 □输入血液制品后 □不同药物间

冲管液种类：□生理盐水 □无菌注射用水 □其他_____

　　　　量：□100 mL □50 mL □20 mL

封管：□输液结束后 □治疗间歇 □其他_____

封管液种类：□生理盐水 □10 u/mL 肝素钠盐水 □50 u/mL 肝素钠盐水

　　　　　　□100 u/mL 肝素钠盐水 □其他_____

　　　　　量：□20 mL □10 mL □5 mL

换药：□左前胸 □右前胸 □腹部 □其他_____

　　　□敷料：□干燥 □潮湿 □分泌物 □卷边 □松动 □脱落 □其他_____

　　　□材料：□纱布 □透明敷贴 □水胶体敷料 □银离子敷料 □其他_____

　　　□换药包：□一次性换药包 □一次性专用换药包 □医院自制换药包

　　　　　　　□其他_____

　　　□局部用药：□无 □有：药物名称_____

导管状态

□正在使用 □间歇期 □拔出导管：

　　　　　□拔管原因：□计划拔管：□治疗结束 □导管使用时间到期

　　　　　□转科/出院 □死亡

　　　　　□非计划拔管：□导管异位 □导管断裂 □导管堵塞

　　　　　□导管侵蚀 □夹闭综合征 □囊袋感染 □局部外渗 □并发症

携港出院：□自我维护管理教育：□患者 □家属 □陪伴者

随访：□本院 □当地医院 □社区 □其他_____

随访计划：□每周 □每月 □其他_____

223

附录 12　患者携带静脉导管护理评估记录

携带导管

PVC：□22G □24G

PICC：□普通 □耐高压

　　　□单腔 □双腔 □三腔 □四腔

　　　□5F □4F □3F □1.9F

　　　□外露长度：＿＿＿＿＿ cm □臂/腿围＿＿＿＿＿ cm

CVC：□普通 □耐高压

　　　□单腔 □双腔 □三腔 □四腔

　　　□外露长度：＿＿＿＿＿ cm

PORT：□普通 □耐高压

　　　　□单腔 □双腔 □三腔

穿刺局部

□正常 □异常：

　　　□红肿 □疼痛 □渗血 □渗液 □局部过敏 □硬结 □脓性分泌物 □其
　　　他＿＿＿＿＿

导管功能

□回抽通畅 □回抽不通畅

留置部位/静脉

□手部静脉：□手背静脉 □手指静脉

□上肢静脉：□贵要静脉 □肘正中静脉 □头静脉 □前臂静脉

□下肢静脉：□股静脉 □大隐静脉 □小隐静脉 □足背静脉

□颈胸部静脉：□颈外静脉 □颈内静脉 □锁骨下静脉

□头部静脉：□额顶静脉 □颞前静脉 □耳后静脉 □其他静脉＿＿＿＿＿

□其他静脉：＿＿＿＿＿

连接工具

□肝素帽 □三通 □其他＿＿＿＿＿

□输液接头：□普通接头 □正压接头 □分隔膜接头 □平衡压接头 □其
　　　　　　他＿＿＿＿＿

固定

□敷料：□干燥 □潮湿 □分泌物 □卷边 □松动 □脱落 □其他＿＿＿＿＿

□敷料类型：□纱布 □透明敷贴 □思乐扣 □普通透明敷贴 □水胶体敷料 □银
离子敷料 □其他＿＿＿＿＿

□敷料型号：□5 cm×7 cm □6 cm×7 cm □8 cm×12 cm □其他＿＿＿＿＿

附录 13 静脉输液治疗相关并发症评估记录

一般情况

科别____ 床号_____ 住院号_____ 姓名_____ 性别____ 年龄____

身高____ cm 入院体重____ 文化程度____ 诊断_____

保险类别：□省直医保 □市直医保 □新农合 □商业保险

联系电话_____

并发症类型

穿刺点红肿：□面积_____ □部位_____

穿刺点渗血/渗液：□面积_____ □部位_____

渗出：□面积_____ □部位_____

  □皮肤颜色：□正常 □红肿 □苍白 □青紫 □黑色 □其他_____

  □皮肤温度：□正常 □高于周围皮肤 □低于周围皮肤

  □皮肤感觉：□正常 □减退 □高敏 □消失

  □局部疼痛：□无 □有：_____分

  □远端肢体血运：□正常 □动脉搏动减弱 □动脉搏动消失

  □分级：□0级 □1级 □2级 □3级 □4级

  □处理：□拔管 □水胶体敷料 □玉红膏外敷 □喜辽妥涂抹

    □硫酸镁外敷 □土豆片外敷 □其他_____

外渗：□面积_____ □部位_____

  □皮肤颜色：□正常 □红肿 □苍白 □青紫 □黑色 □其他_____

  □皮肤温度：□正常 □高于周围皮肤 □低于周围皮肤

  □皮肤感觉：□正常 □减退 □高敏 □消失

  □局部疼痛：□无 □有：_____分

  □远端肢体血运：□正常 □动脉搏动减弱 □动脉搏动消失

  □分级：□0级 □1级 □2级 □3级 □4级

  □分期：□Ⅰ期 □Ⅱ期 □Ⅲ期

  □处理：□拔管 □局部封闭 □对抗剂使用 □局部清创 □其他_____

静脉炎：□部位_____ □静脉_____

  □分级：□0级 □Ⅰ级 □Ⅱ级 □Ⅲ级 □Ⅳ级

  □分类：□机械性静脉炎 □化学性静脉炎 □血栓性静脉炎 □感染性静脉炎 □拔针后静脉炎

静脉血栓：□部位_____ □静脉_____

  □处理：□立即拔管 □抗凝治疗 □溶栓治疗 □2周后拔管 □其他_____

局部过敏：□面积_____ □部位_____

  □荨麻疹 □出血点 □红斑 □紫癜

□处理：□立即拔管 □局部抗过敏治疗

局部感染：□红肿 □脓性分泌物 □实验室结果证实

□处理：□立即拔管 □局部抗感染治疗

导管感染：□临床症状判断 □实验室结果证实

□处理：□立即拔管 □抗生素锁 □抗生素使用

导管相关性血流感染：□临床症状判断 □实验室结果证实

□处理：□立即拔管 □抗生素使用

□导管培养：□是 □否：原因_____

导管断裂：□红肿 □脓性分泌物 □实验室结果证实

□处理：□留置体内 □介入手术取出

导管堵塞：□临床症状判断 □超声 □造影

□处理：□拔管 □疏通

导管移出后处理

浅静脉导管：□局部按压 □穿刺点封闭

PICC：□局部按压 □穿刺点封闭 24 h

CVC：□局部按压 □穿刺点封闭 24 h

PORT：□局部按压 □穿刺点封闭 24 h

参考文献

[1] 吴玉芬. 静脉输液治疗学 [M]. 北京：人民卫生出版社，2012.

[2] 郭俊艳，张黎明，魏畅，等. 静脉输液护理技术分层次准入管理研究 [J]. 中华护理杂志，2010，45（6）：485－488.

[3] 中华人民共和国卫生和计划生育委员会. 静脉治疗护理技术操作规范：WS/T433—2013.

[4] 王建荣，呼滨，蔡虹，等. 输液治疗护理实践指南与实施细则 [M]. 北京：人民军医出版社，2009.

[5] 乔爱珍. 外周中心静脉导管技术与管理 [M]. 北京：人民军医出版社，2010.

[6] 贾艳平，秦卓. 上肢静脉穿刺中神经损伤的预防与护理对策 [J]. 中国水电医学，2010（2）：109－111.

[7] 丁文祥，苏肇伉. 小儿心脏外科学 [M]. 济南：山东科学技术出版社，2000.

[8] 杨巧芳，席芳，杨海鸿. 不同构造留置针临床实用性研究 [J]. 中国实用护理杂志，2011，27（7）：59－60.

[9] 邓兆宏，王汉琴，等. 上肢浅静脉穿刺的应用解剖研究 [J]. 中国现代医学杂志，2010（3）：381－385.

[10] 罗艳丽，李俊英，刁永书. 静脉输液治疗手册 [M]. 北京：科学出版社，2012.

[11] 钟华荪，李柳英，谢红珍，等. 静脉输液治疗护理学 [M]. 3版. 北京：人民军医出版社，2014.

[12] 花芸，刘新文，张华，等. 儿科护理操作规程及要点解析 [M]. 武汉：武汉大学出版社，2013.

[13] 李全磊，张晓菊，陆箴琦，等. PICC 置管前评估相关临床实践指南内容分析 [J]. 中国护理管理，2013，13（3）：7－12.

[14] 杨巧芳，赵文利. 老年蝴蝶袖患者应用经外周静脉置入中心静脉导管效果观察 [J]. 中华临床营养杂志，2012，20（4）：256－257.

[15] 李静玫，李海峰，马萍，等. PICC 置管导致医院感染暴发时间流行病学调查 [J]. 中华医院感染学杂志，2010，20（3）：345－357.

[16] 李海洋，黄金，高竹林. 完全植入式静脉输液港应用及护理进展 [J]. 中华护理杂志，2012，47（10）：953－956.

[17] 杨巧芳，张彩丽，蒋秋焕，等. 静脉输液技术分层管理的临床实践 [J]. 中国护理管理，2012，20（7）：64－66.

[18] 周涛，唐甜甜，耿翠芝，等．植入式静脉输液港植入手术 2007 例分析 [J]．中国实用外科杂志，2014，34（4）：348－340．

[19] 贾建新，金娜，王帅．高龄患者的血管选择和穿刺技巧 [J]．中国实用护理杂志，2011，27：132．

[20] 杨磊，杨海燕，石英．逆行静脉穿刺在老年病房临床应用的护理 [J]．中国实用护理杂志，2014，4：111－112．

[21] 王燕．老年患者静脉穿刺体会 [J]．护理实践与研究，2010，7（6）：104－105．

[22] 陕海丽，孟聿，王尼娜，等．肢体抬高法对外周静脉输液老年患者拔针后止血效果的影响 [J]．中华现代护理杂志，2014，20（19）：2432－2435．

[23] 刘远玲，张秋蓉．持续改进护理在预防恶性肿瘤患者化疗期间外周置入中心静脉导管感染的效果观察 [J/CD]．中华实验和临床感染病杂志：电子版，2014，8（4）：531－534．

[24] 席芳，李亚军，杨巧芳．分隔膜密闭式输液接头在预防导管相关性血流感染中的作用 [J]．中华医院感染学杂志，2012，22（14）：3047．

[25] 郑美琼，席芳，杨巧芳．小剂量尿激酶等量置换法疏通 PICC 堵管 [J]．护理学杂志，2011，26（4）：17－18．

[26] 石莉，王岩春．中心静脉导管感染因素分析及护理 [J]．临床护理，2014，6：229－230．

[27] RAAD I，COSTERTON W，SABHARWA I U，et al. Ultrastructural Analysis of indwelling vascular catheters：aquantitative relationship between luminal colonization and duration of placement [J]．Journal of Infectious Diseases，1993，168：400－407．

[28] RAAD II，HOHN DC，GILBREATH BJ，et al. Prevention of central venous catheter-related infections by using maximal sterile barrier precautions during Insertion [J]．Infect Control Hosp Epidemiol，1994，15：231－238．

[29] 乔爱珍．安全输液百问百答 [M]．北京：科学普及出版社，2013．

[30] 杨巧菊，陈丽．基础护理学 [M]．2 版．北京：人民卫生出版社，2015．

[31] 宋葆云．临床护理技术操作规范 [M]．郑州：河南科学技术出版社，2015．

[32] 茹晚霞，庄一新，傅建英．夹闭综合征导致 PICC 拔管困难 1 例的原因分析及护理 [J]．护理与康复，2012，11（10）：997－998．

[33] 李琳琳，季日峰，苏颖．PICC 导管断裂的护理研究进展 [J]．护理学杂志，2014，8（15）：90－92．

[34] 杨巧芳，宋葆云．河南省静脉治疗临床实践指南 [M]．郑州：河南科学技术出版社，2017．